Lehrbriefe für das Fachschulfernstudium
Herausgeber: Medizinische Fachschule Halle (Saale)
Abteilung Fernstudium (med. techn.-Ass.)

Bildbeilage zum Lehrbrief

Hämatologie

Alle Bilder, einschließlich des dazugehörigen Textes, sind mit freundlicher Genehmigung des Verlages folgendem Werk entnommen:

Hämatologischer Atlas

Morphologie und Funktion der Zellen von Blut und Knochenmark sowie Darstellung hämatologisch wichtiger Krankheitsbilder

von

HORST STOBBE

Dozent Dr. med., habil. Oberarzt an der I. Med. Univ.-Klinik, Charité, Berlin

Zweite, durchgesehene und ergänzte Auflage

Erschienen im

AKADEMIE-VERLAG · BERLIN

1960

Nur für den internen Gebrauch im Fachschulfernstudium

Als Manuskript gedruckt!

Nur für das Fachschulfernstudium bestimmt!

Veröffentlicht unter Druckgenehmigung Nummer Ag 641/2/61 DDR — 1. Auflage
Verantwortlicher Herausgeber: Medizinische Fachschule Halle (Saale)
Abt. Fernstudium (med.-techn. Ass.)
Satz und Druck: Druckerei Volksstimme Magdeburg, IV-14-48

VORWORT

Der Aufforderung, eine Auswahl von Abbildungen aus meinem „Hämatologischen Atlas", Akademie-Verlag, Berlin, für die Ausbildung der med.-techn. Assistentinnen im Fernstudium vorzunehmen, bin ich gern nachgekommen. Eine solche kurze Zusammenstellung wesentlicher Bilder war erwünscht, weil diese preisgünstiger als ein umfangreiches Bildwerk sein kann. Für Lehrzwecke wurde bisher fast ausschließlich gemaltes, meist zu schematisch wirkendes Bildmaterial verwandt, während Mikrofotografien wesentlich wirklichkeitsgetreuere Abbildungen darstellen. Da mit dem vorliegenden Büchlein lediglich eine hämatologische Grundausbildung geplant ist, beschränken sich die Bilder in dem vorhandenen Rahmen auf solche von fixierten, gefärbten Zellen. Nur wenige Schwarzweißaufnahmen verdeutlichen Bewegungsabläufe vitaler, phasenoptisch erfaßter Blutzellen. Dabei beträgt aus didaktischen Gründen der Vergrößerungsmaßstab der Abbildungen einheitlich 2000:1.

Da dieser Bildteil lediglich dem Fernstudium der med.-techn. Assistentinnen dienen soll und im Buchhandel nicht erhältlich sein wird, konnte auf eine durchlaufende Numerierung der Abbildungen verzichtet werden. Diese weisen vielmehr die gleichen Abbildungsnummern wie in meinem „Hämatologischen Atlas" auf, so daß dadurch ein Aufsuchen weiterer Abbildungen von einer Zellart im „Hämatologischen Atlas" erleichtert wird. Denn wer erst einmal die Grundzüge der morphologischen Hämatologie studiert, wird auch weitere, eingehendere Fragen nach Wesen und Funktion der Zellen von Blut und Knochenmark stellen, die sich nur in einem umfangreicheren hämatologischen Buch beantwortet finden.

H. Stobbe

INHALTSVERZEICHNIS

Abbildung 1a–c

Sternalmark, *Pappenheim*-Färbung

Proerythroblasten (Pronormoblasten). Sie entsprechen der K_2-Generation der Erythropoese. Das intensiv blaue Zytoplasma wird durch in Kernnähe gelegene Aufhellungen unterbrochen, die den herausgelösten Mitochondrien entsprechen. Eine Granulation ist im gefärbten Präparat nicht nachweisbar. Der runde Zellkern zeigt eine gleichmäßige, lockere Chromatinstruktur. Er enthält 1 bis 4 unterschiedlich geformte Nukleolen. Der Zelldurchmesser variiert von 14 bis 20 μm, der Kern um 13 μm. Auf Abbildung 1b und c außerdem polychromatische Erythroblasten der $K_{1/8}$-Generation.

Abbildung 9a, b

Sternalmark, *Pappenheim*-Färbung

Erythroblasten verschiedener Reifestufen

a) Erythroblast der $K_{1/2}$- und 2 Erythroblasten der $K_{1/8}$-Generation (Normoblasten).

b) 3 Erythroblasten der $K_{1/2}$-Generation am linken und oberen Bildrand; in der Mitte 2 reifere Erythroblasten (der $K_{1/4}$-Generation).

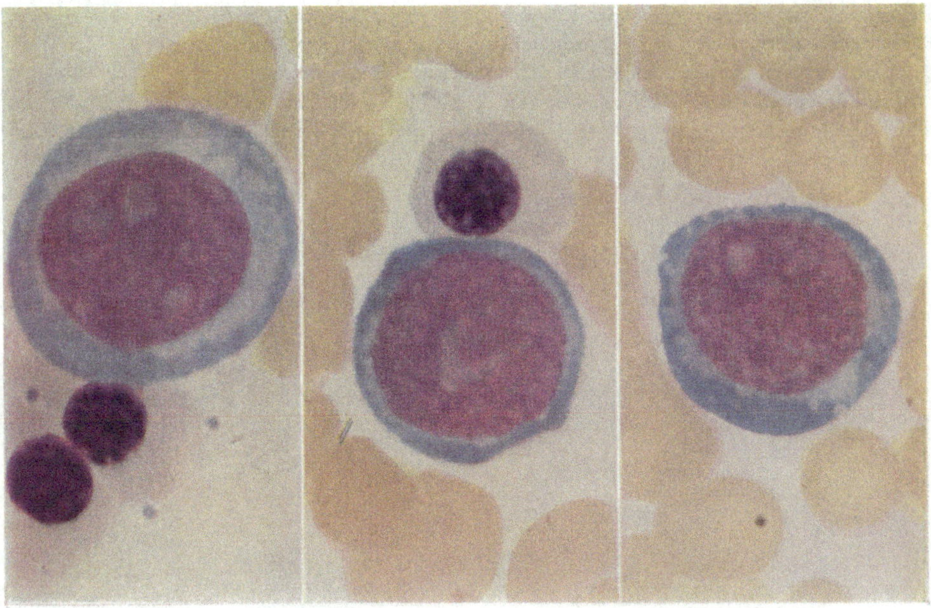

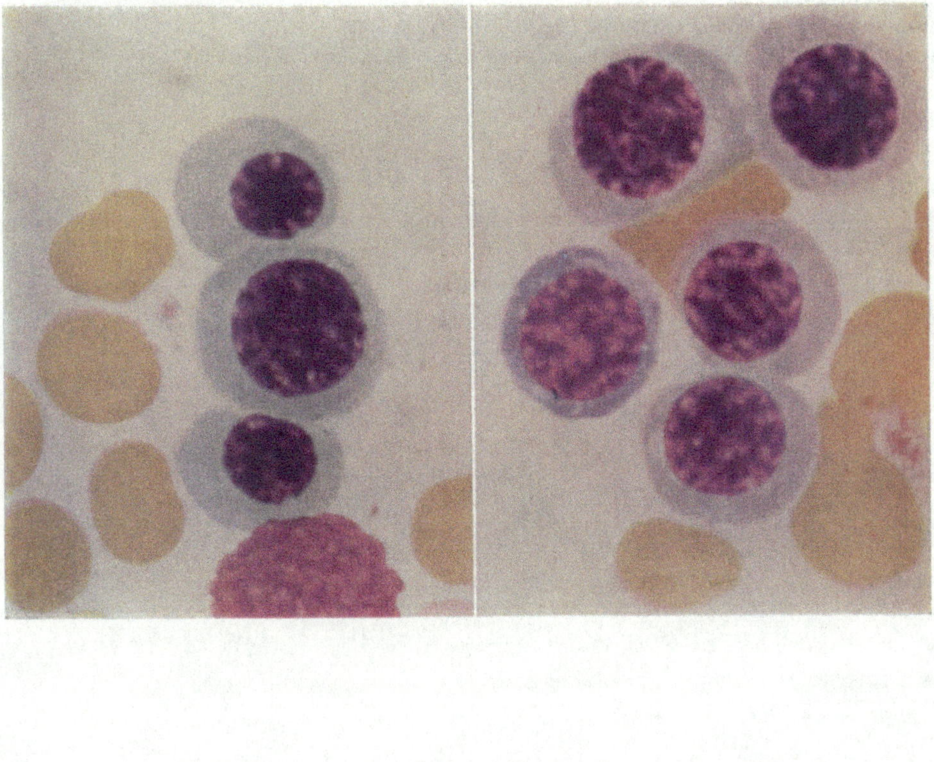

Abbildung 11 a–f

Sternalmark, Nativpräparat (Phasenkontrastoptik)

Phasen einer Kernausstoßung bei Megaloblast. Aufnahmeserie mit einem Zeitabstand von 2 Minuten zwischen den Einzelaufnahmen. Der dichte, leicht oval verformte Kern ist bereits größtenteils aus dem Zytoplasma der Zelle hinausgedrängt. Schließlich erfolgt die vollkommene Ablösung des Kerns. Die Mitochondrien sammeln sich meistens in der Gegend der Kernablösung und verbleiben im Zytoplasma.

Abbildung 13 a, b

Peripheres Blut, Brillantkresylblau-Färbung

Retikulozyten. Angeborene hämolytische Anämie mit Retikulozytose von 200 ‰.

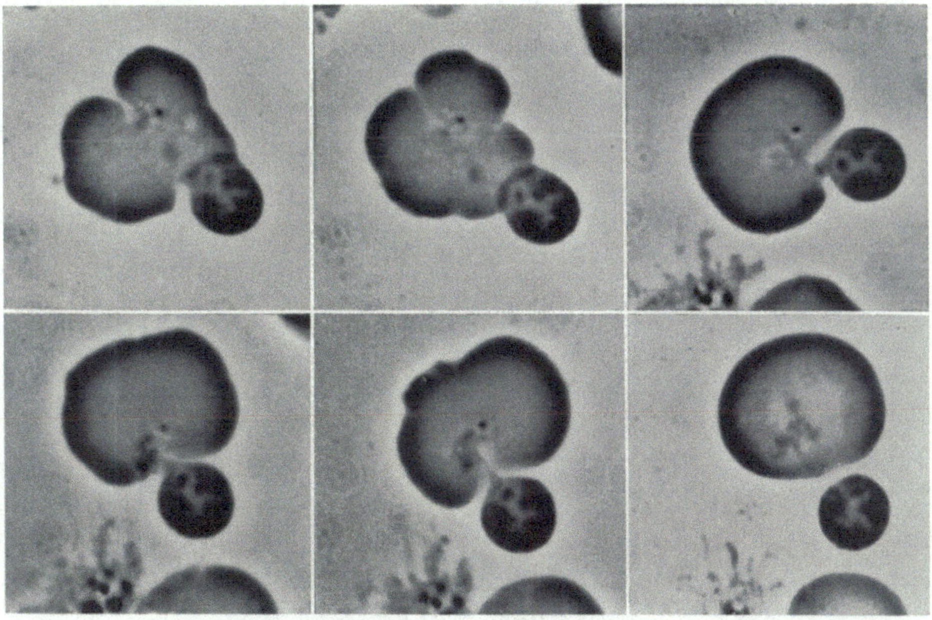

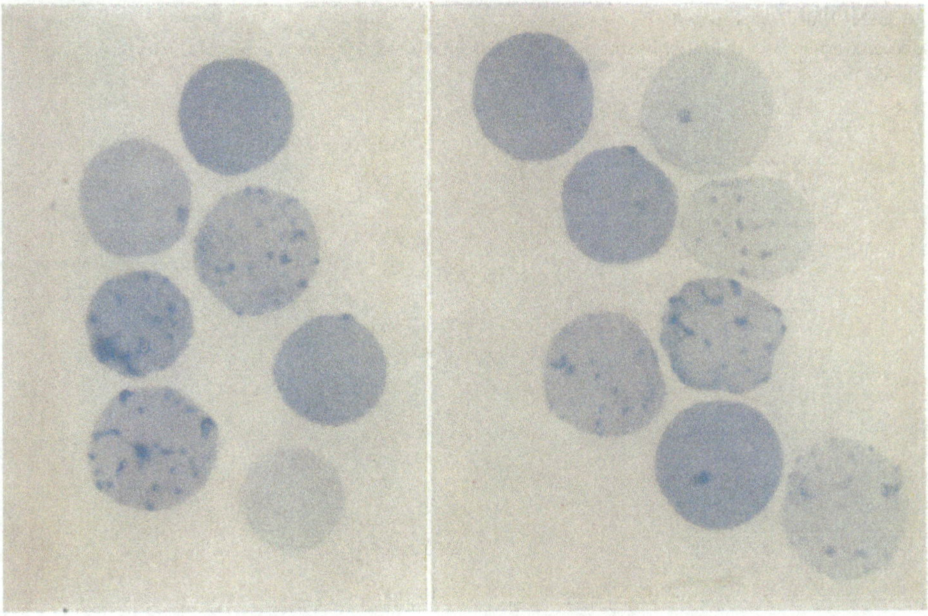

Abbildung 15
Peripheres Blut, *Pappenheim*-Färbung
Angeborene hämolytische Anämie. 4 Halbmondkörper.

Abbildung 16
Peripheres Blut, *Pappenheim*-Färbung
Zustand nach massiver Magenblutung. **2 polychromatische Erythrozyten** (Makrozyten).

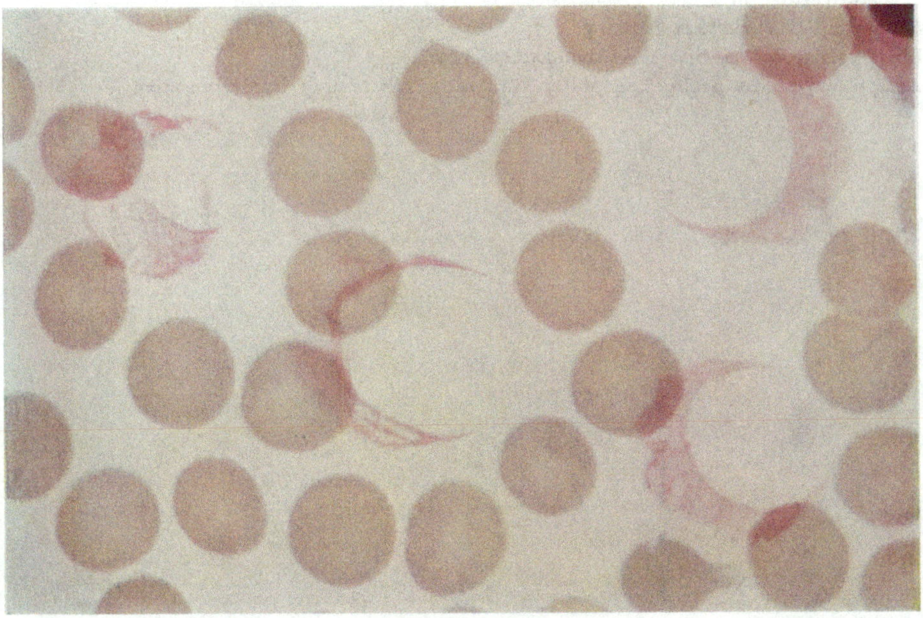

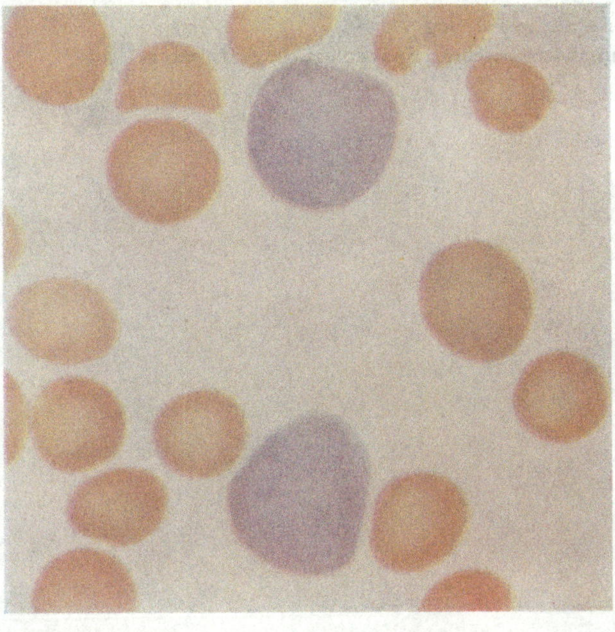

Abbildung 17

Peripheres Blut, *Pappenheim*-Färbung

Bleivergiftung bei Arbeiter in Akkumulatorenfabrik.

2 Erythrozyten mit grober basophiler Tüpfelung; Anisozytose der Erythrozyten.

Abbildung 18

Peripheres Blut, *Pappenheim*-Färbung

Normaler Blutausstrich. Beachte die physiologische Anisozytose!

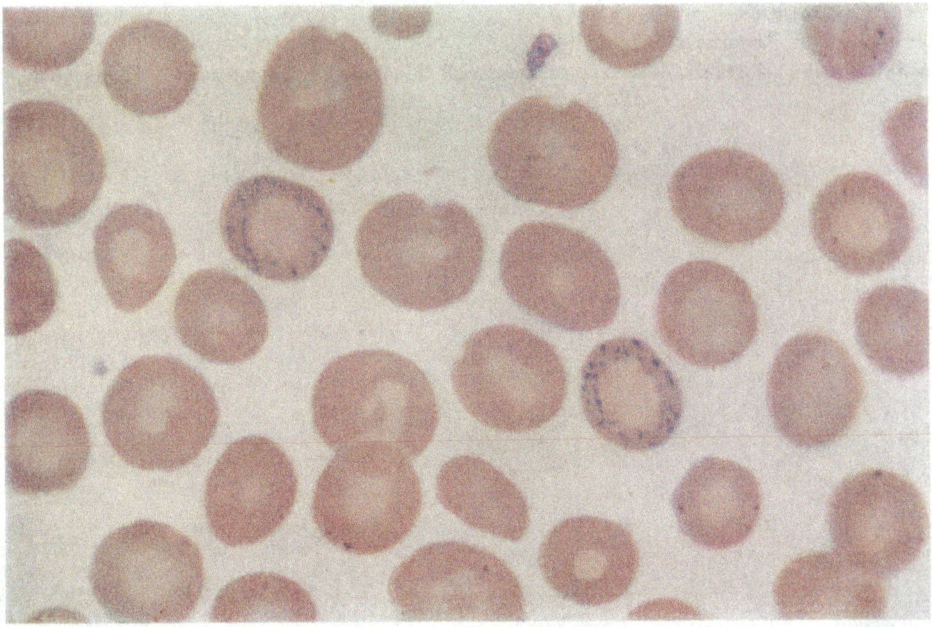

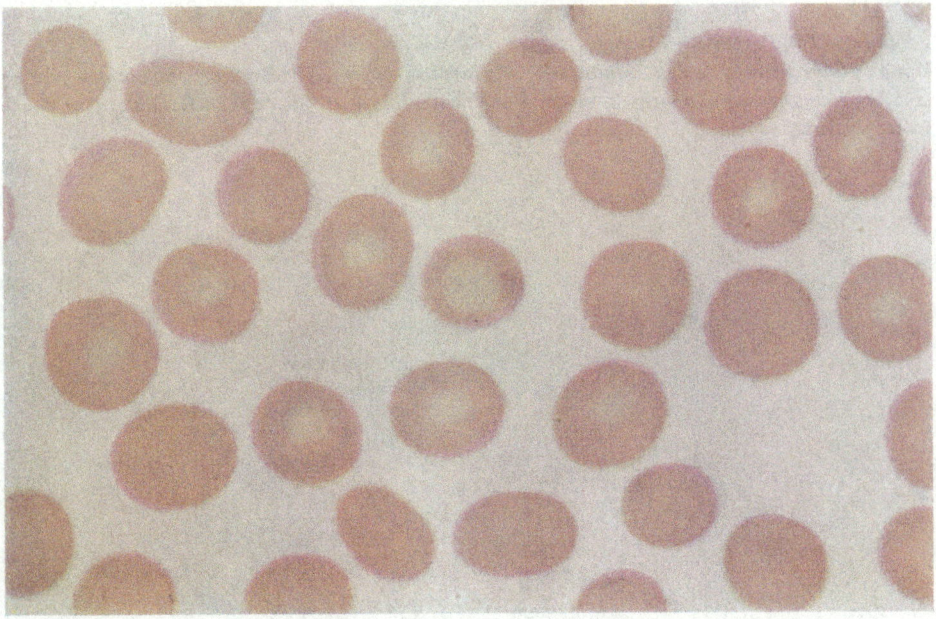

Abbildung 19

Peripheres Blut, *Pappenheim*-Färbung

Elliptozytose (Teilträger). Zahlreiche teilweise flach-elliptische Erythrozyten (35 % Elliptozyten).

Abbildung 20

Peripheres Blut, *Pappenheim*-Färbung

Kongenitaler hämolytischer Ikterus mit Mikrosphärozytose. Die Erythrozyten normaler Größe (auf Abbildung blasser) konnten in einem Vergleichspräparat größtenteils als Retikulozyten identifiziert werden.

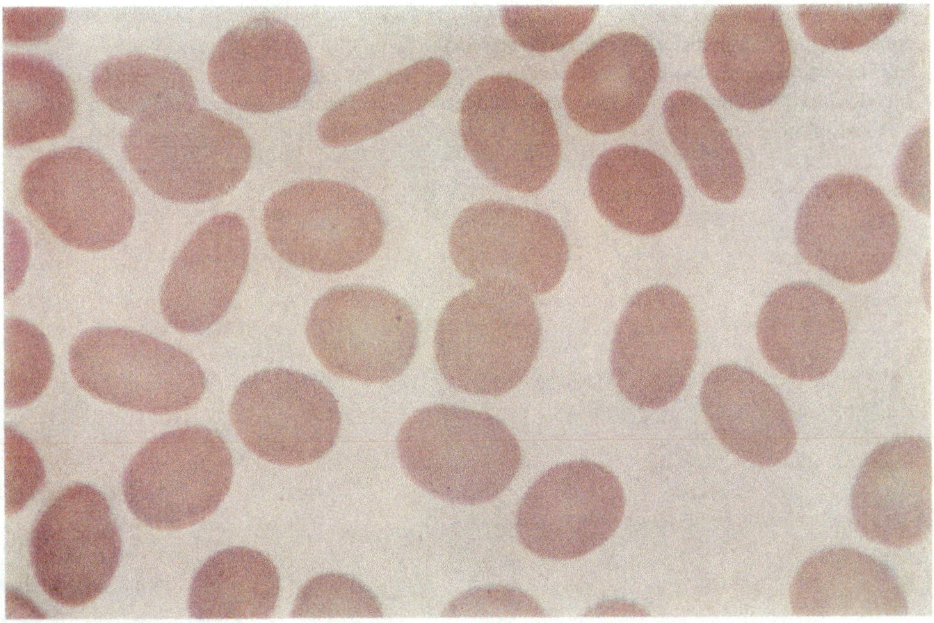

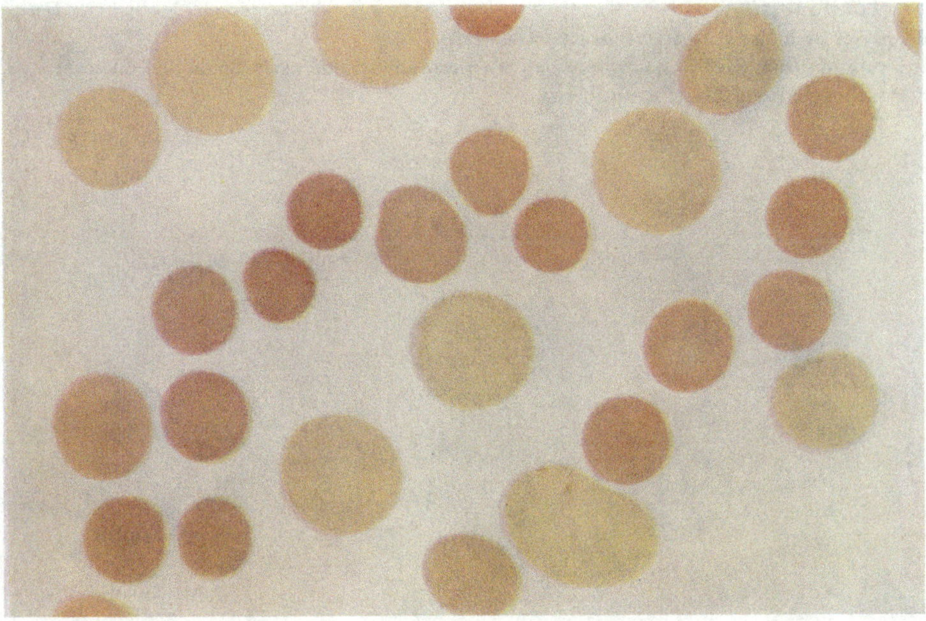

Abbildung 22 a, b

Peripheres Blut, Nativpräparat (Phasenkontrastoptik)
a) Erythrozyten unmittelbar nach Blutentnahme.
b) Im gleichen Präparat nach Konzentrationsänderung des Plasmas infolge Abdunstung Bildung von **Stechapfelformen.**

Abbildung 26a, b

Peripheres Blut, Nativpräparat (Phasenkontrastoptik)
a) **Ovale Makrozyten (Megalozyten) bei M. Biermer.** Am unteren Bildrand ein Poikilozyt.
b) **Poikilozyten bei Osteomyelosklerose.**

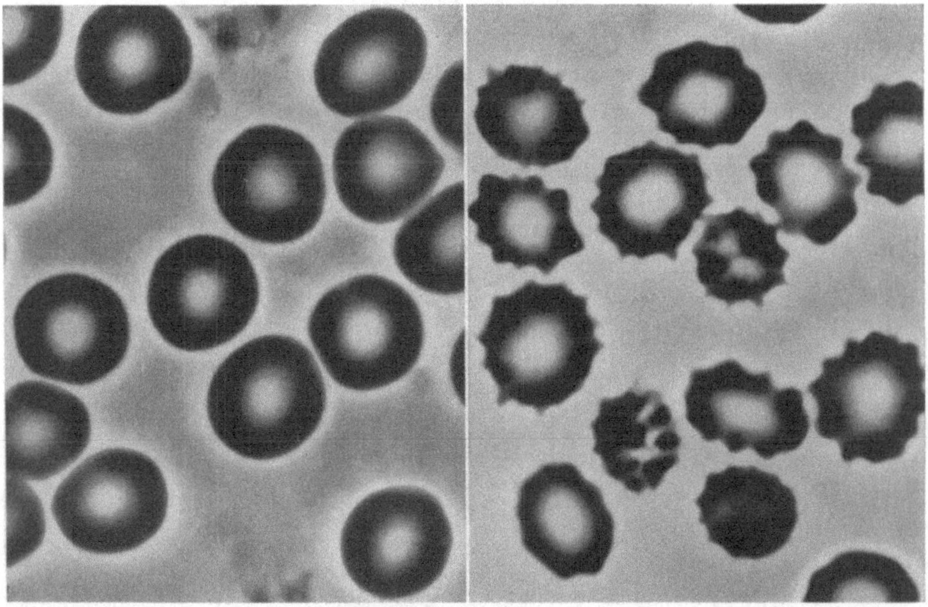

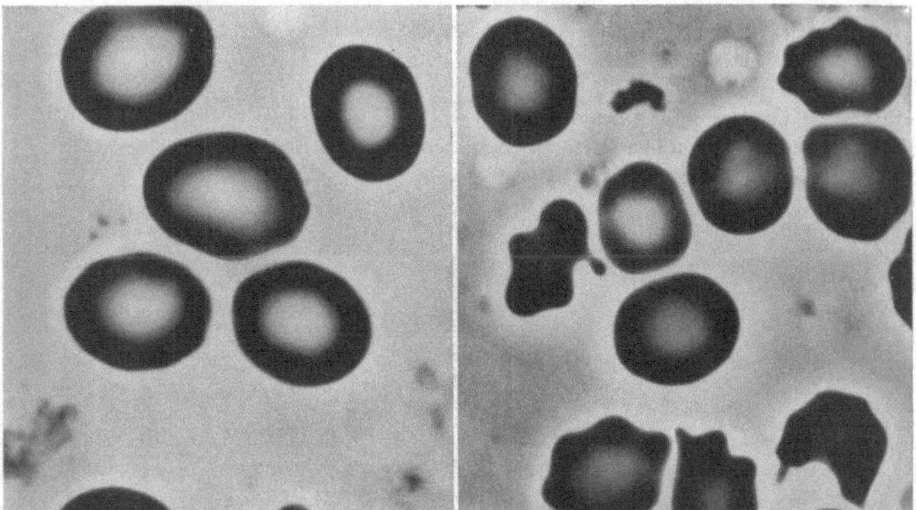

Abbildung 27
Peripheres Blut, *Pappenheim*-Färbung
Eisenmangel-Anämie (Zustand nach rezidivierenden Hämorrhoidalblutungen). **Kleine Anulozyten.**

Abbildung 28a–c
Peripheres Blut, *Pappenheim*-Färbung
Chronische myeloische Leukose
a) Erythrozyt mit Kernrest und **Cabot-Ring.**
b) Erythroblast mit strukturlosem Kern. Isoliert daneben **Cabot-Ring.**
c) Isoliert liegender schleifenförmiger **Cabot-Ring.**

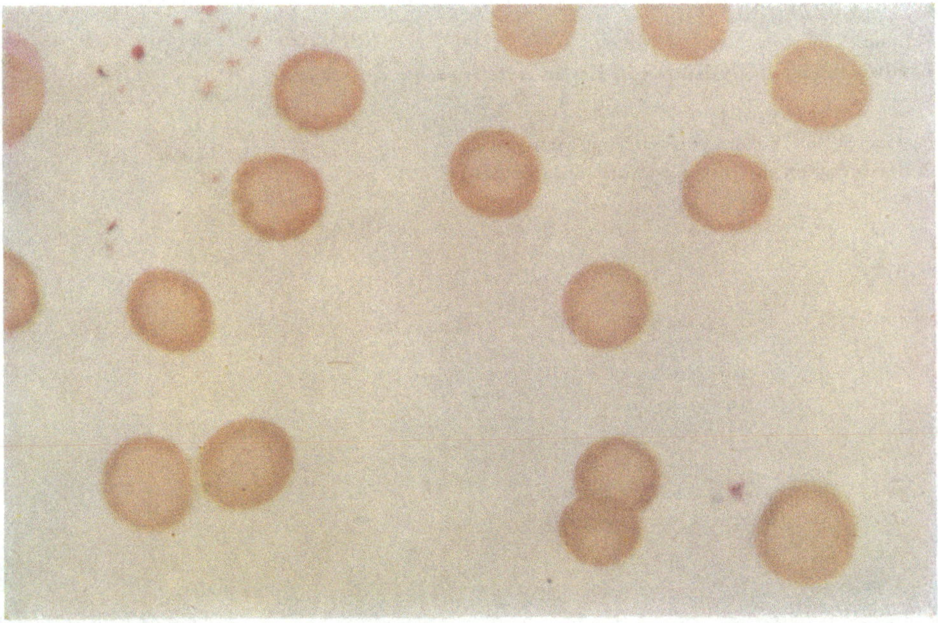

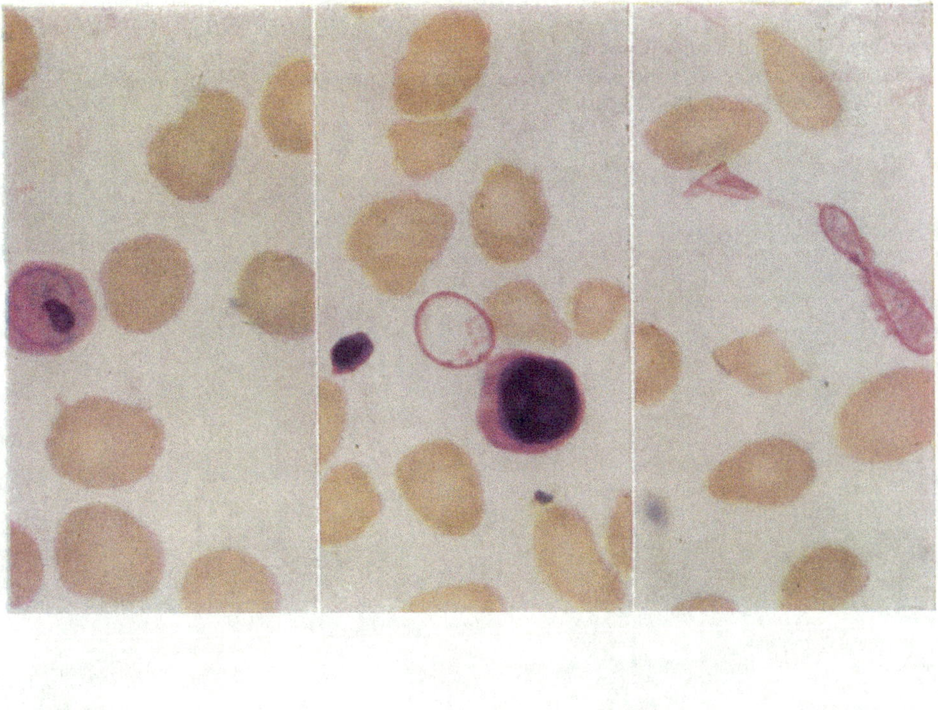

Abbildung 30a

Peripheres Blut, *Pappenheim*-Färbung

Erythroleukose. Jolly-Körper in Erythrozyten; starke Anisozytose

Abbildung 30b

Peripheres Blut, Siderozyten-Färbung nach *Grüneberg*

2 Erythrozyten mit Eisengranula (Siderozyten)

Abbildung 32

Peripheres Blut, Nilblausulfat-Färbung

Innenkörper-Anämie (Zustand nach Verabreichung von Sulfonamiden [Sulfapyrimidin] bei Lobärpneumonie). **Zahlreiche Heinz-Körper.**

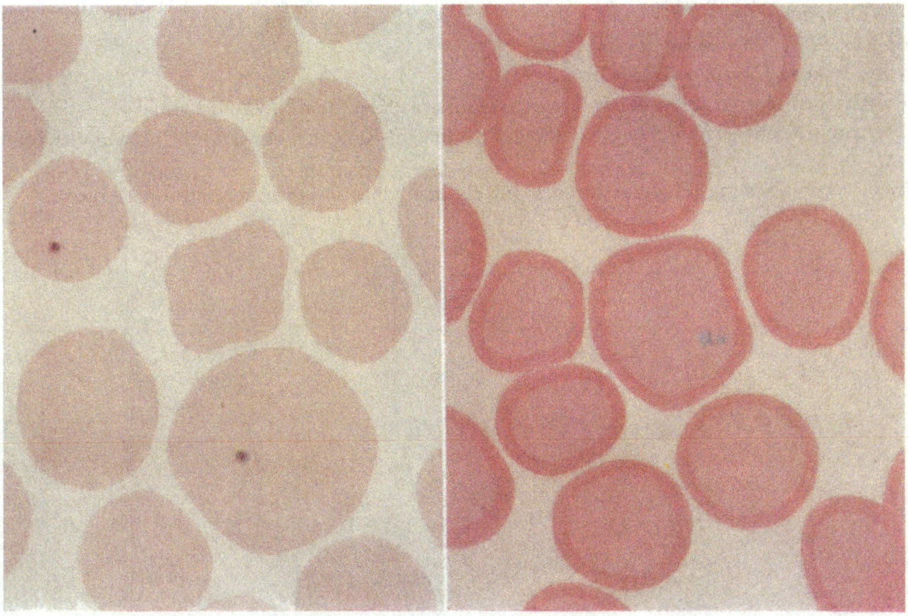

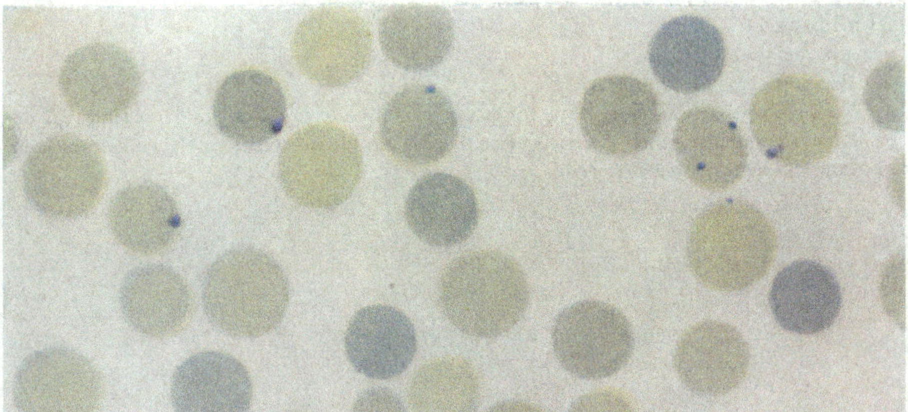

Abbildung 39a–c

Peripheres Blut, *Pappenheim*-Färbung

Erythroleukose (*Di-Guglielmo*-Syndrom)

a) Polychromatischer Erythroblast mit rosettenförmigem Kern und 2 *Jolly*-Körpern.

b) Polychromatischer Erythroblast mit kleeblattförmigem Kern, ein anderer mit unstrukturiertem Kern.

c) Mehrlingsmißbildung (Polyploidie eines polychromatischen Erythroblasten mit 4 Kernen).

Abbildung 44

Sternalmark, *Pappenheim*-Färbung

Morbus Biermer

Links: **Promegaloblast**; daneben: **Megaloblasten verschiedener Ausreifung.** Beachte bei der unteren Zelle die zugunsten des Plasmas verschobene Kern-Plasma-Relation. Neben dem kleinen, dichten Kern 1 *Howell-Jolly*-Körper.

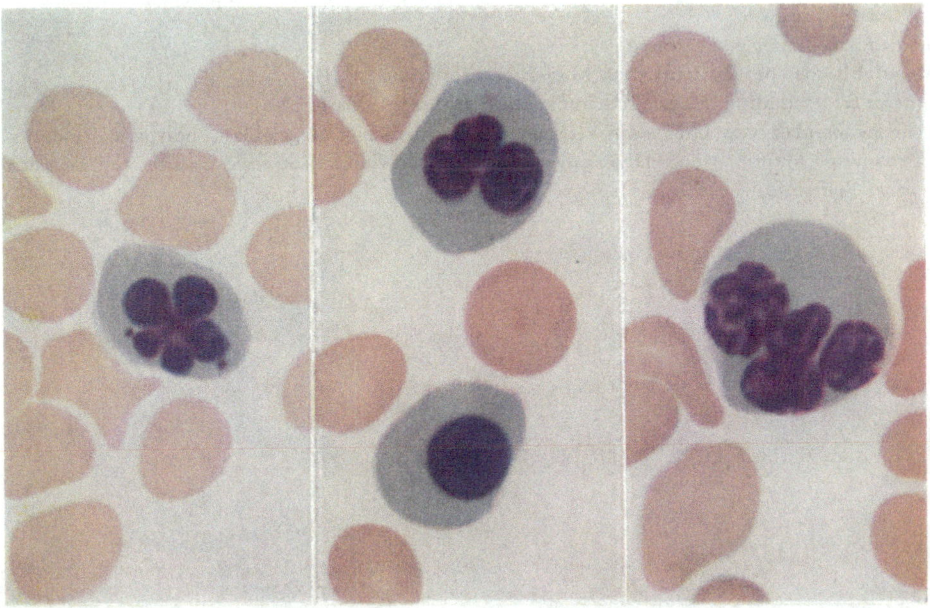

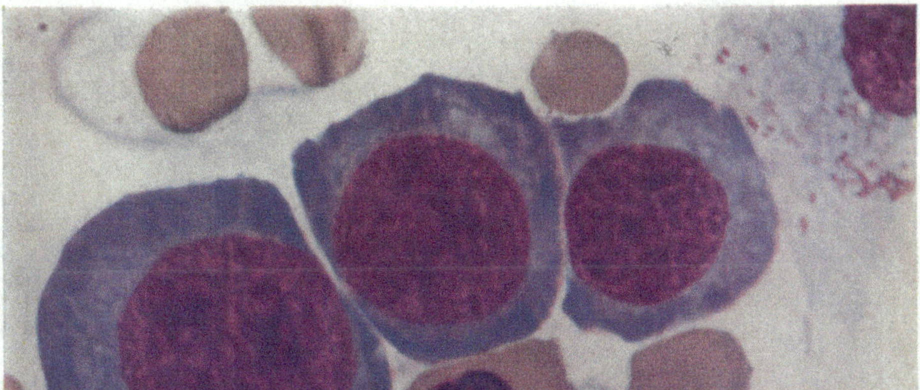

Abbildung 45

Sternalmark, *Pappenheim*-Färbung

Megaloblastose bei Zustand nach Magenresektion (*Billroth* II)

Unterer Bildrand Mitte: Megaloblastenmitose (Metaphase, Monaster).

Zellreihe darüber von links nach rechts: Polychromatischer Megaloblast, polyploide Megaloblastenmitose mit erheblicher Dissoziation der einzelnen Chromosomen, 2 unreife Megaloblasten gleicher Reifestufe.

Abbildung 47

Sternalmark, *Pappenheim*-Färbung

Morbus Biermer. 4 reifere, polychromatische Megaloblasten. Die Zellen links und unten enthalten im Zytoplasma je 1 *Jolly*-Körper; die Zelle rechts weist grobe basophile Punktierung auf.

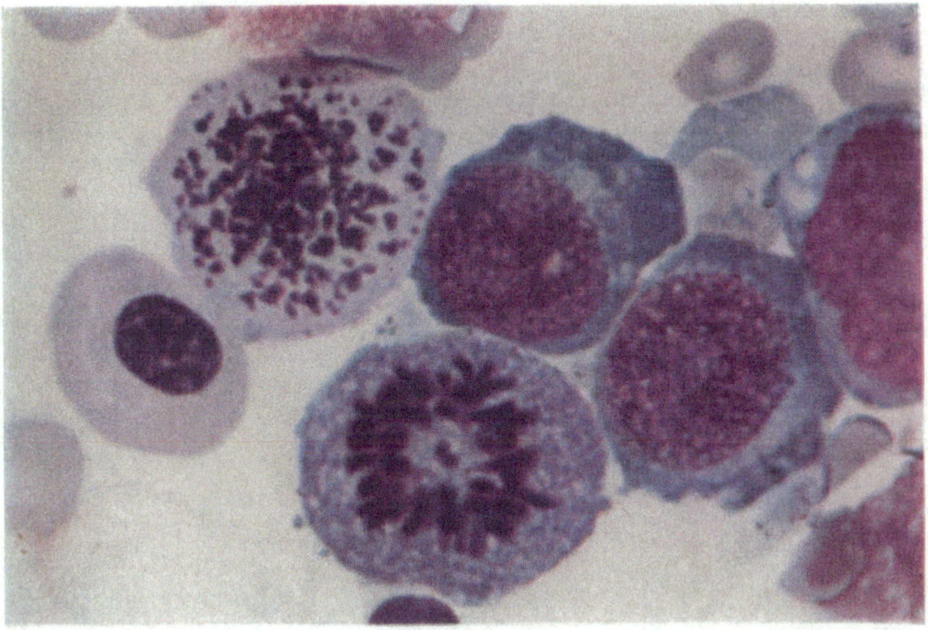

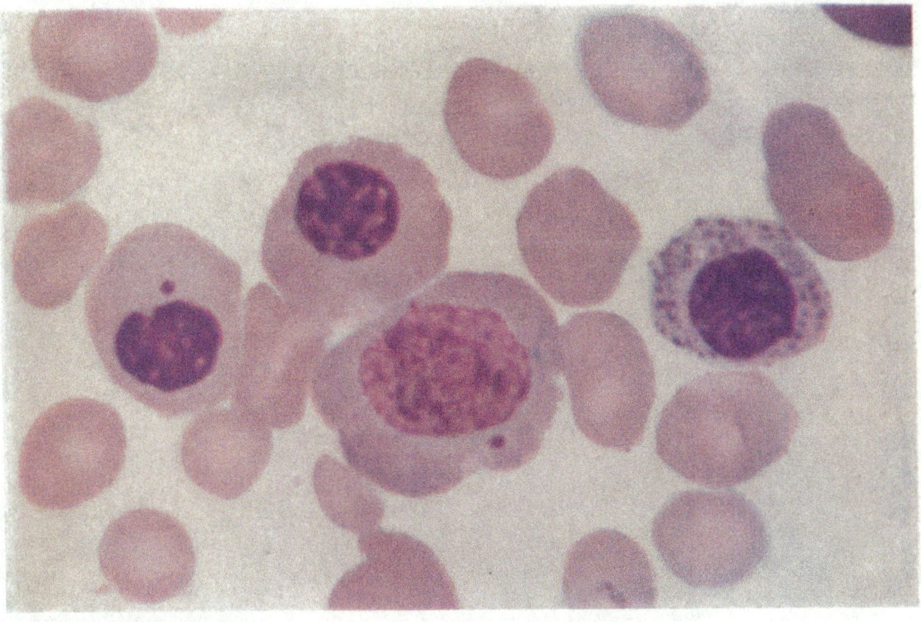

Abbildung 51

Sternalmark, *Pappenheim*-Färbung

Morbus Biermer

In der Diagonale von links unten nach rechts oben: Promegaloblast, Megaloblast, Mitose eines polychromatischen Megaloblasten (Metaphase).

Rechts unten: Neutrophiler Metamyelozyt (Riesenform der Granulozyten bei M. *Biermer*).

Abbildung 52

Peripheres Blut, *Pappenheim*-Färbung

Morbus Biermer. Polychromatischer Megaloblast. Außerdem: Anisozytose, Ovalozytose, Poikilozytose und Hyperchromasie des roten Blutbildes.

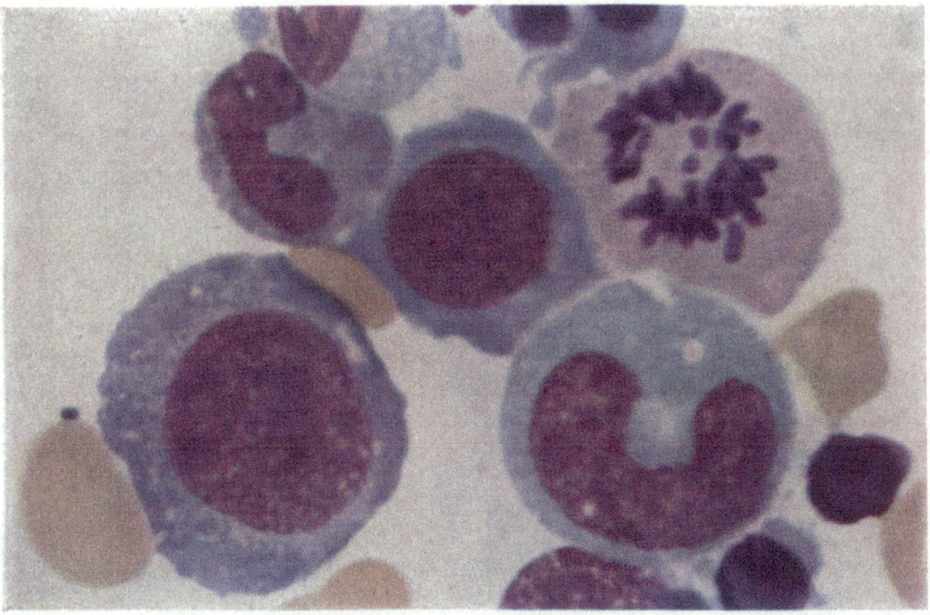

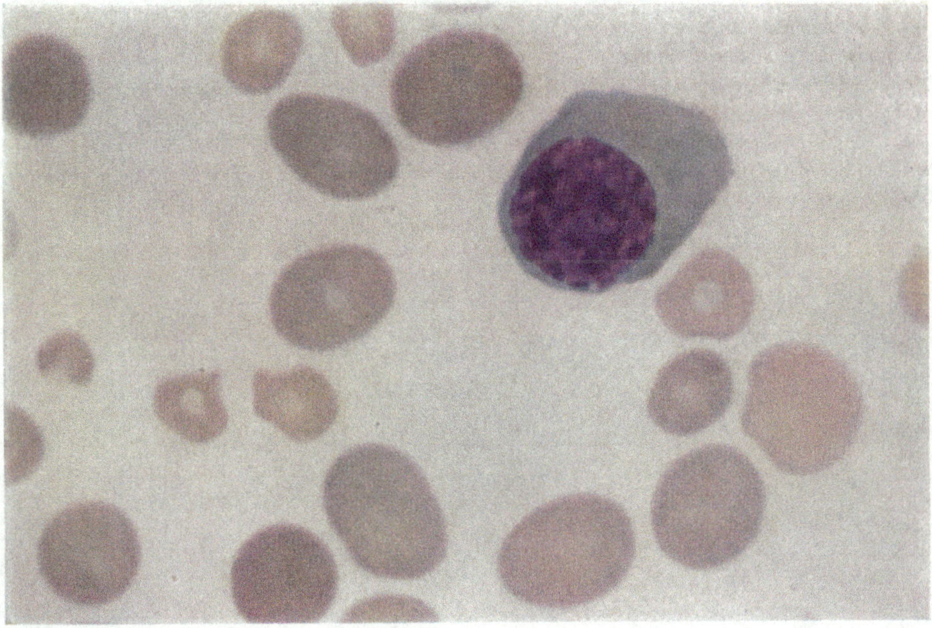

Abbildung 53a–c

Sternalmark, *Pappenheim*-Färbung

Myeloblasten. Die großen, runden Kerne mit lockerer, gleichmäßiger Chromatinstruktur enthalten 2 bis 6 ovale oder runde helle Kernkörperchen, die von einem schmalen Chromatinwall umgeben sind. In dem granulafreien basophilen Zytoplasma Aufhellungen, die durch Herauslösung von Mitochondrien entstanden sind.

Abbildung 55

Sternalmark, *Pappenheim*-Färbung

Mehrere **neutrophile Promyelozyten** mit basophilem Zytoplasma und mäßig dichter, azurophiler, grober Granulation. Die Chromatinstrukturen sind bereits etwas dichter als beim Myeloblasten. Die Kernkörperchen sind nicht deutlich. Die zweite Zelle vom rechten Bildrand befindet sich in beginnender Mitose (Prophase). Die Kernmembran ist bei dieser Zelle bereits aufgelöst, die einzelnen Chromosomen sind erkennbar.

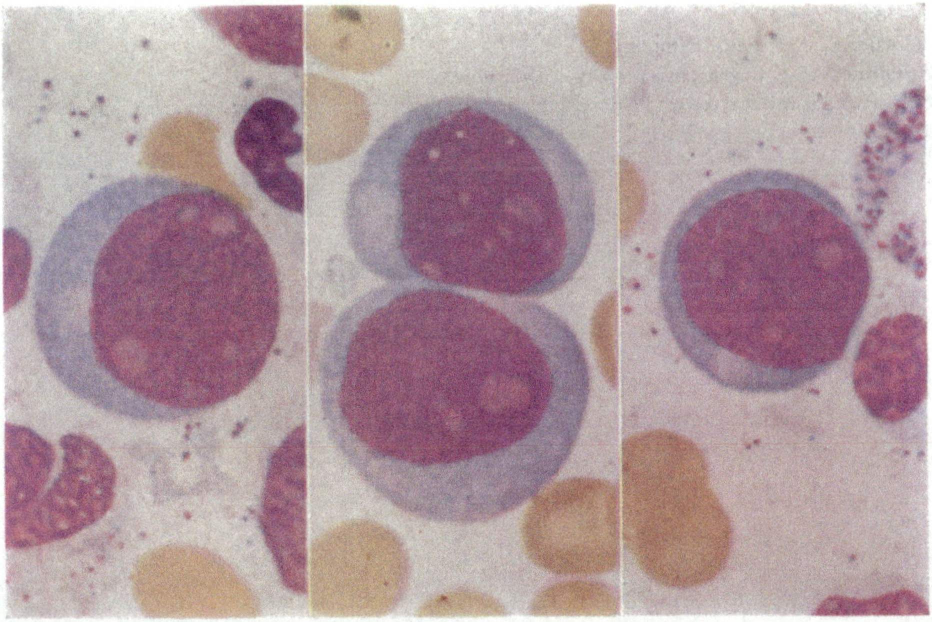

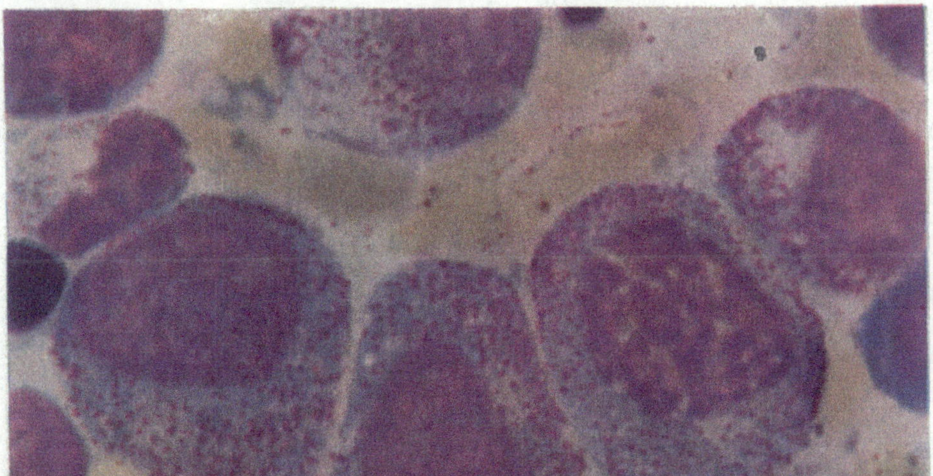

Abbildung 57
Sternalmark, *Pappenheim*-Färbung
Agranulozytose. Sogenanntes **Promyelozytenmark.**
Neben den Promyelozyten am linken Bildrand 2 Plasmazellen. Im Markausstrich keine reifen Granulozyten.

Abbildung 58
Sternalmark, *Pappenheim*-Färbung
Reifestufen der Neutrophilen
In Bildmitte: 1 Promyelozyt; an diesen legen sich oben an: 3 neutrophile Myelozyten.
Links und links unten: 2 neutrophile Segmentkernige; rechts unten: 1 neutrophiler Metamyelozyt.

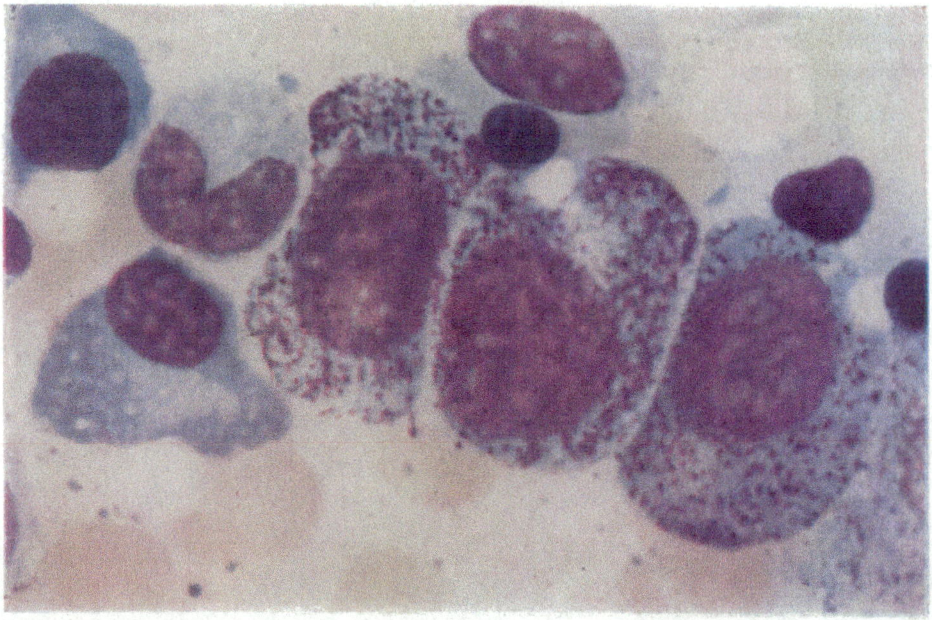

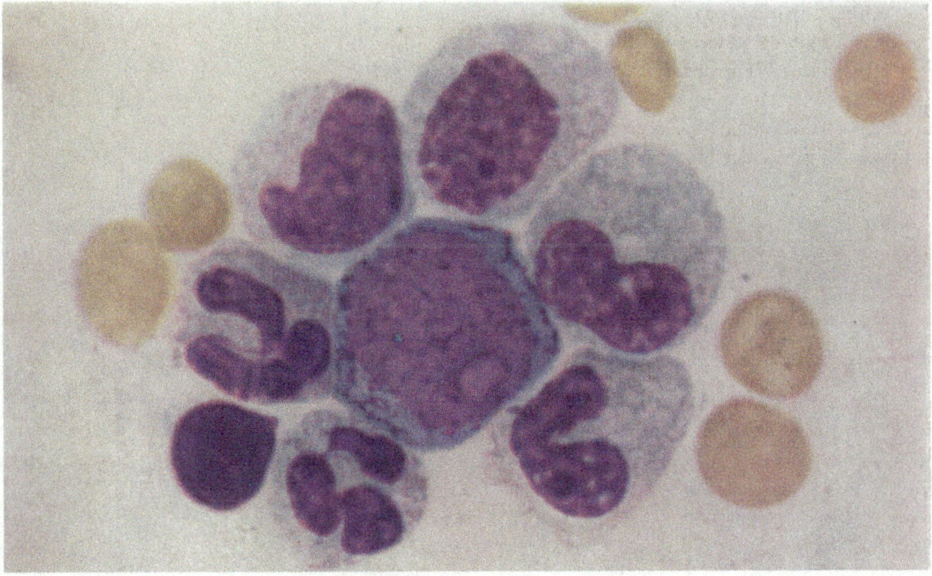

Abbildung 59a–c
Sternalmark, *Pappenheim*-Färbung
Neutrophile Promyelozytenmitosen: a) Prophase, b) Metaphase, c) Anaphase.

Abbildung 61a–c
Peripheres Blut, *Pappenheim*-Färbung
Reifestufen der Neutrophilen
a) 3 neutrophile Myelozyten.
b) Oben: Neutrophiler Myelozyt; unten: Neutrophiler Metamyelozyt.
c) Oben: Neutrophiler Myelozyt; unten: Neutrophiler Metamyelozyt.

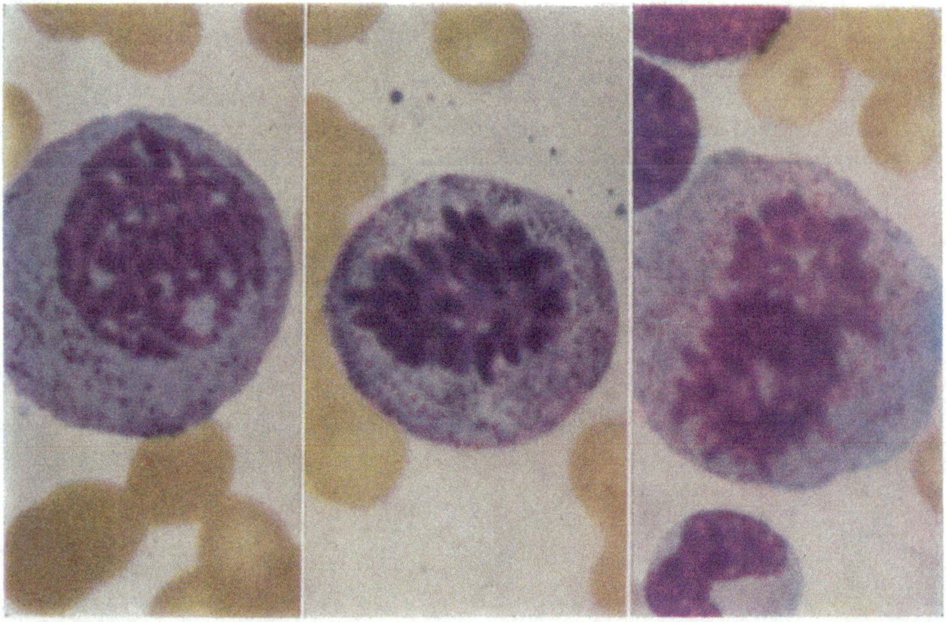

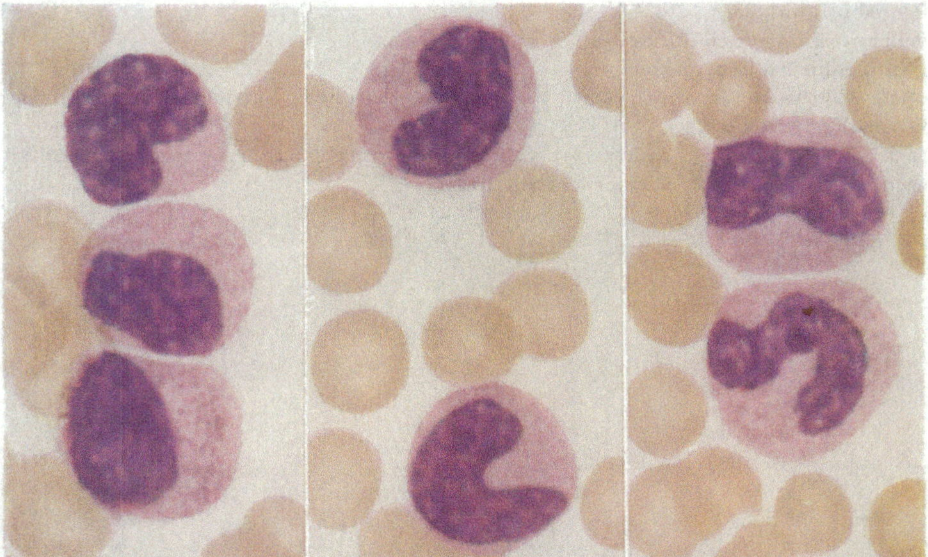

Abbildung 62a–c

Peripheres Blut, *Pappenheim*-Färbung

Reifestufen der Neutrophilen

a) Oben und unten: Neutrophile Metamyelozyten; Mitte: Neutrophiler Stabkerniger.

b) Oben und unten: 2 neutrophile Stabkernige; Mitte: 1 neutrophiler Segmentkerniger.

c) Hochsegmentierter Neutrophiler (Zwillingsform?).

Abbildung 63

Peripherer Blutausstrich (Randgebiet), *Pappenheim*-Färbung

Neutrophilie bei Lobärpneumonie

Obere Zellreihe von links nach rechts: Neutrophiler Stabkerniger, neutrophiler Segmentkerniger, Lymphozyt, Lymphozyt.

Untere Zellreihe von links nach rechts: Neutrophiler Segmentkerniger, neutrophiler Stabkerniger, neutrophiler Stabkerniger, neutrophiler Stabkerniger.

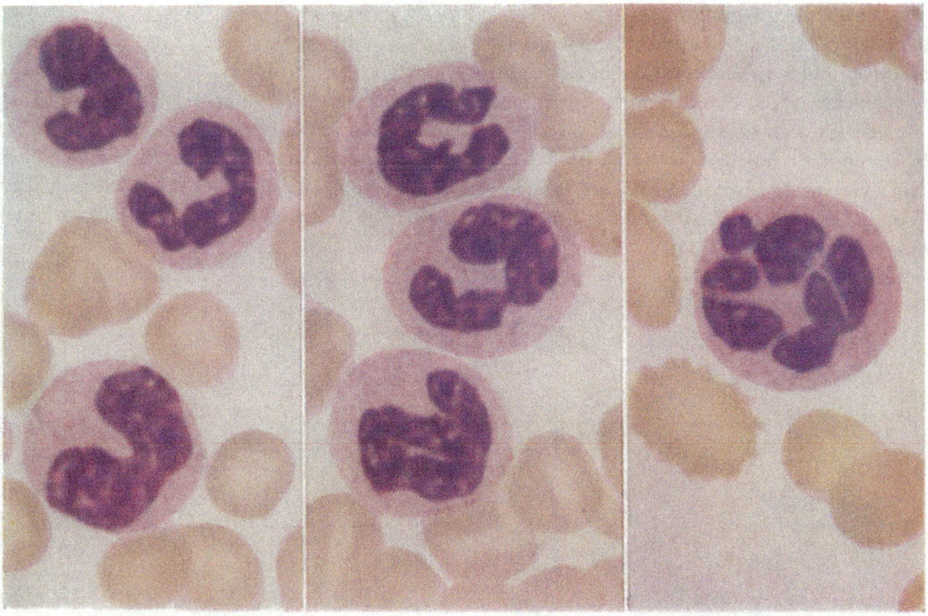

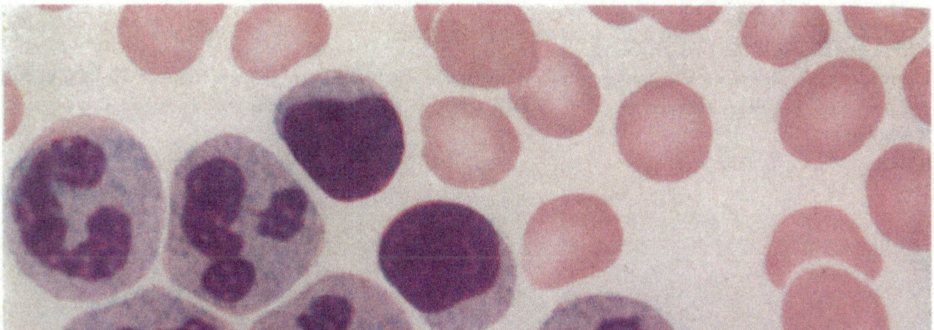

Abbildung 67a–d

Peripheres Blut, Nativpräparat (Phasenkontrastoptik)

Neutrophiler Segmentkerniger in Bewegung. Aufnahmeserie mit Intervallen von 30 Sekunden, Expositionszeit 1 Sekunde. Bewegungsrichtung von links nach rechts. Ein granulafreier Zytoplasmasaum schiebt sich voran, dann folgt die Hauptmasse der Neutrophilengranulation, die trotz kurzer Belichtungszeit unscharf ist; inmitten der Zelle, umgeben von den 3 hellen Kernsegmenten, liegt das Zytozentrum; als „Schlußlicht" oft vorhandenes Zytoplasmaanhängsel. Der zurückgelegte Weg der Zelle läßt sich an Hand der 2 am Glas festhaftenden Thrombozyten (oberer Bildrand links) abschätzen.

Abbildung 70a–c

Peripheres Blut, *Pappenheim*-Färbung

Lupus erythematodes. Phagozytierende neutrophile Segmentkernige (sogenannte L.-E.-Zellen).

a) 2 neutrophile Segmentkernige umfließen abgestorbenes, noch nicht vollkommen homogenes Kernmaterial.

b und c) Vollkommene Phagozytose; aufgenommenes Kernmaterial völlig homogen.

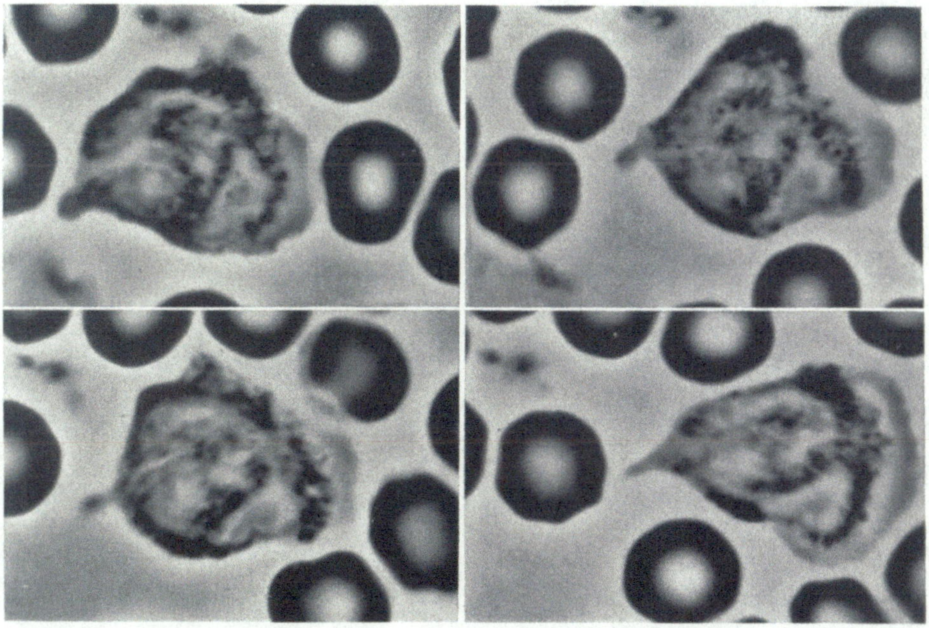

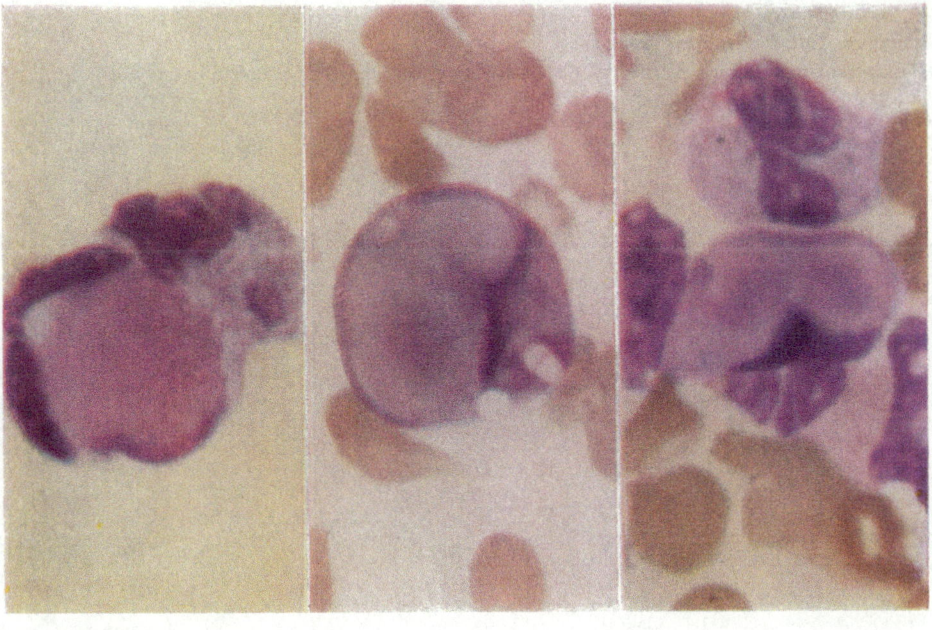

Abbildung 71a–c
Peripheres Blut, **Peroxydasereaktion nach Sato**
a) Monozyt, b) 3 neutrophile Stabkernige, c) basophiler Segmentkerniger; darunter: Lymphozyt.

Abbildung 75a–c
Peripheres Blut, *Pappenheim*-Färbung
„Toxische Granulation" neutrophiler Stab- und Segmentkerniger bei Lobärpneumonie.

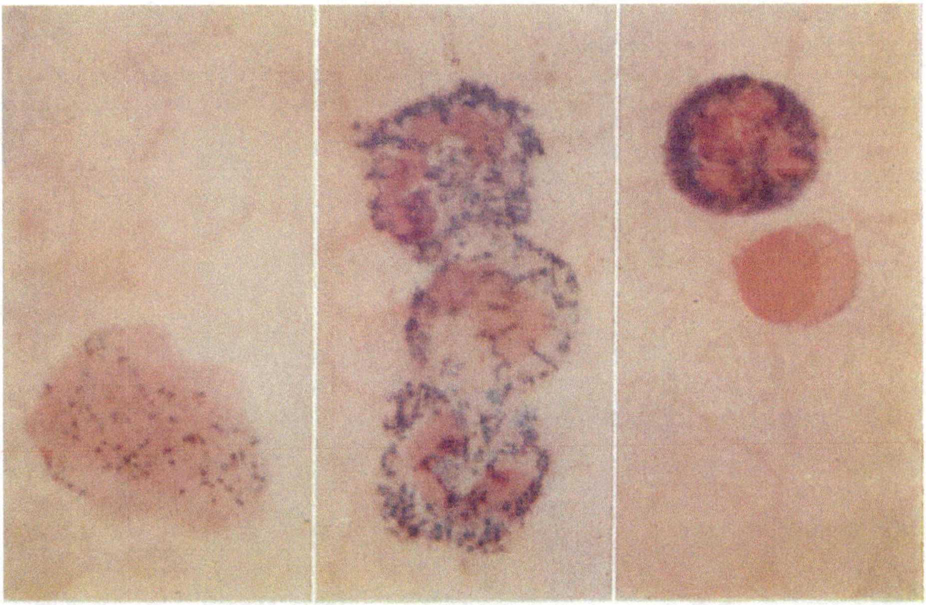

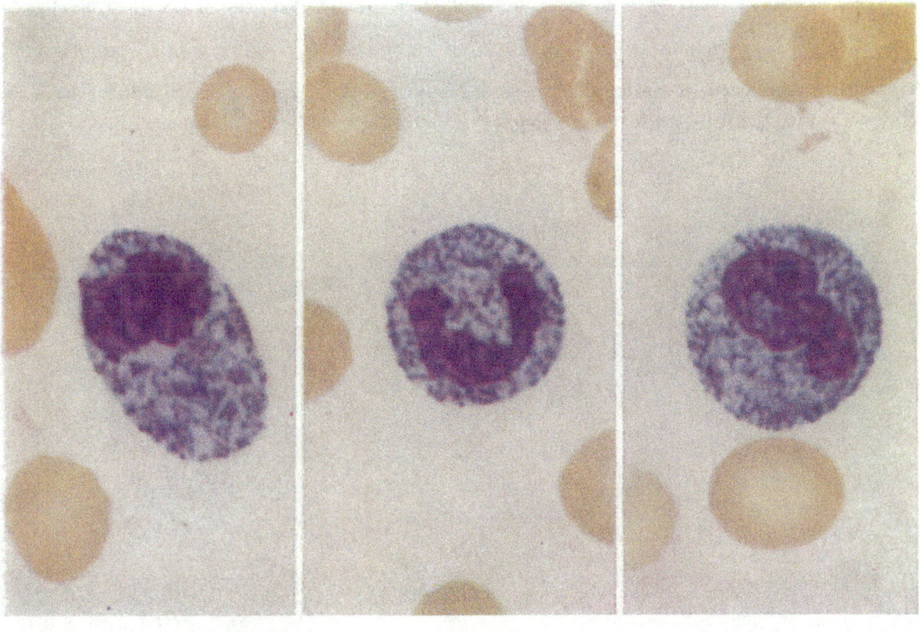

Abbildung 76a–c

Peripheres Blut, *Pappenheim*-Färbung

Toxischer Scharlach. Neutrophile Segmentkernige mit geringer Granulation, zahlreichen „Vakuolen" im Zytoplasma, so daß dadurch eine schaumige Struktur angedeutet wird. Außerdem liegen einzelne hellblaue Flecken **(Doehle-Körper)** vor.

Abbildung 77

Peripheres Blut, *Pappenheim*-Färbung

Pelger-Huëtsche Kernanomalie (heterozygote Manifestation). Beachte die Brillenform der Zellkerne der reifen Neutrophilen! Stark ausgeprägte Granulation der Neutrophilen.

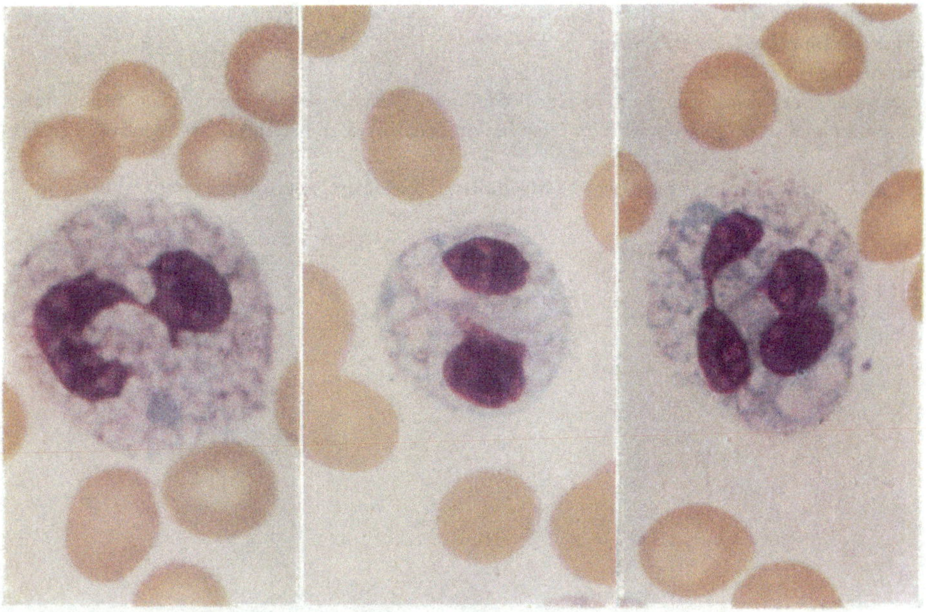

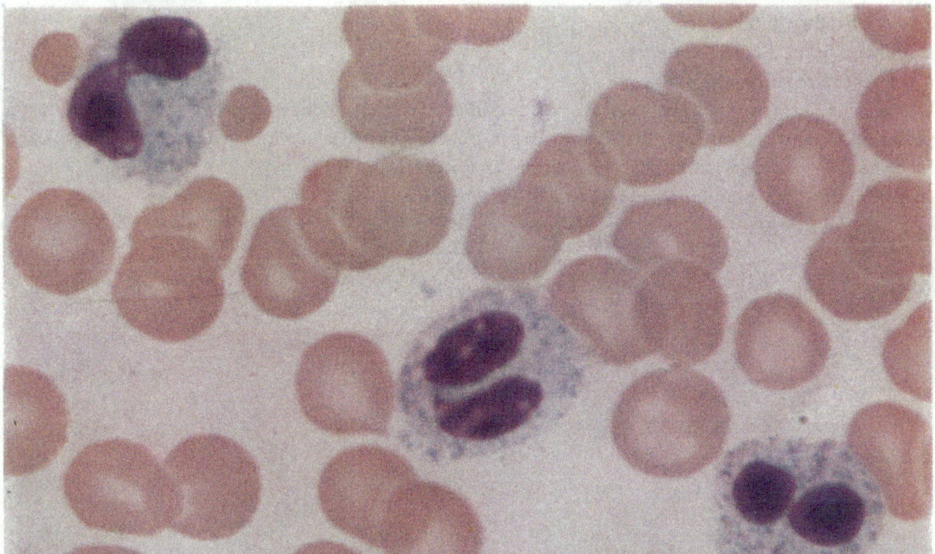

Abbildung 80

Peripheres Blut, *Pappenheim*-Färbung

Chronische myeloische Leukose

Obere Zellreihe von links nach rechts: Eosinophiler Stabkerniger, neutrophiler Promyelozyt, Basophiler mit stark ausgewaschener Granulation, neutrophiler Metamyelozyt, neutrophiler Promyelozyt.

Untere Zellreihe von links nach rechts: Myeloblast, Myeloblast, neutrophiler Stabkerniger.

Abbildung 91

Peripheres Blut, *Pappenheim*-Färbung

Chronische myeloische Leukose

Obere Zellreihe von links nach rechts: Neutrophiler Myelozyt (Zelle nur teilweise im Bild), neutrophiler Stabkerniger, neutrophiler Metamyelozyt, neutrophiler Myelozyt, neutrophiler Metamyelozyt, basophiler Promyelozyt; darunter: Neutrophiler Promyelozyt I.

In Bildmitte: Neutrophiler Myelozyt in Mitose (Anaphase).

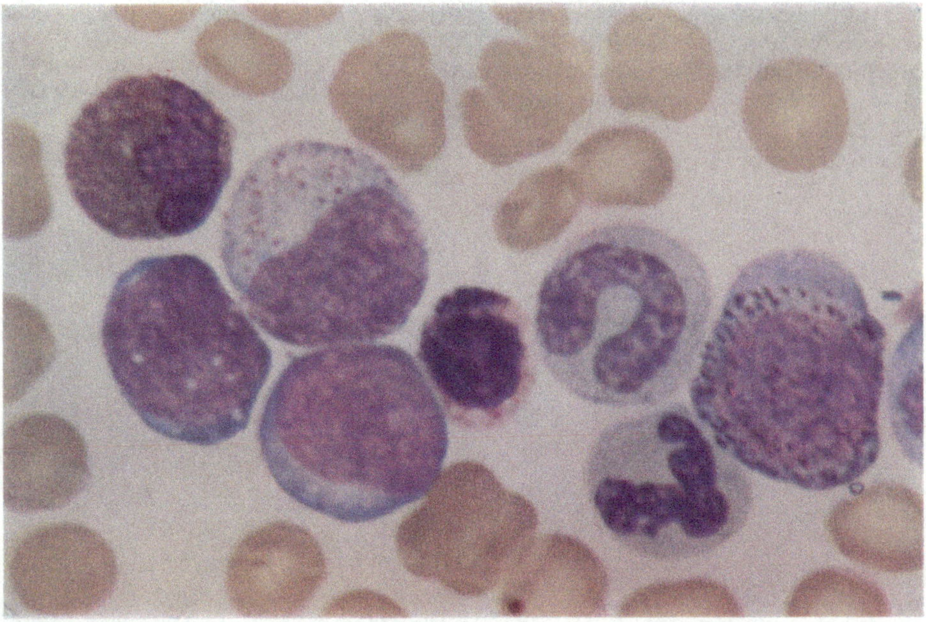

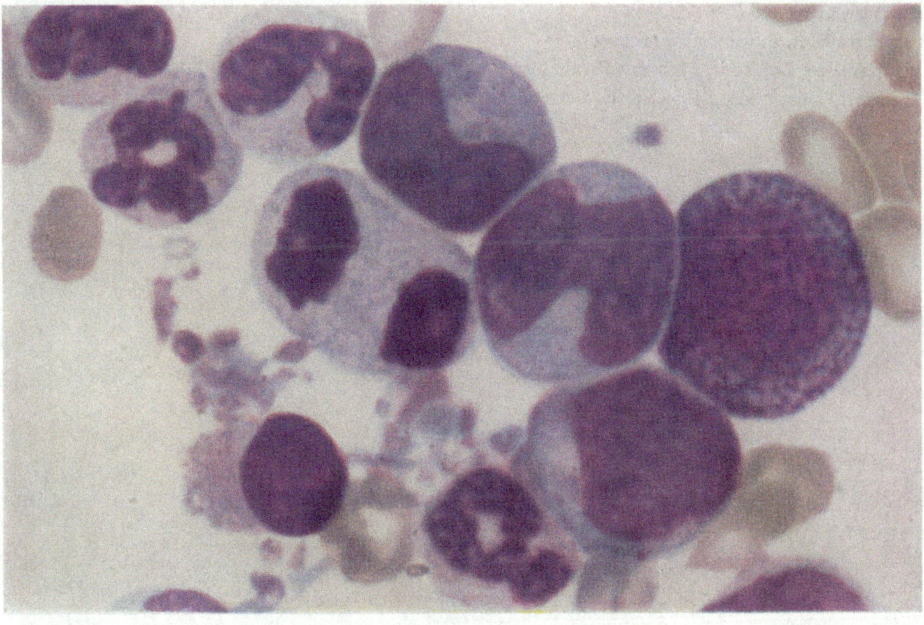

Abbildung 95
Peripheres Blut, *Pappenheim*-Färbung
Unreifzellige Leukose. Zahlreiche annähernd gleichförmige Paraleukoblasten mit schmalem, granulafreiem, basophilem Zytoplasmasaum, großem rundem, relativ lockerem Kern, in dem sich 2 bis 4 große, helle Kernkörperchen befinden.

Abbildung 97
Peripheres Blut, *Pappenheim*-Färbung
Unreifzellige Leukose. Mehrere Paraleukoblasten uniformen Aussehens. Unter ihnen 1 basophiler Myelozyt. Linke obere Bildecke: Lädierte Zelle.

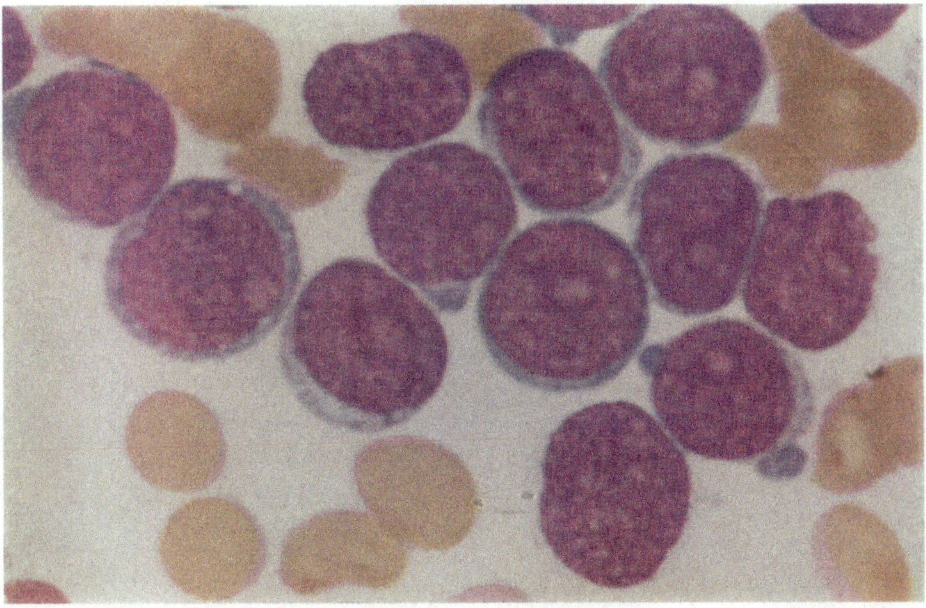

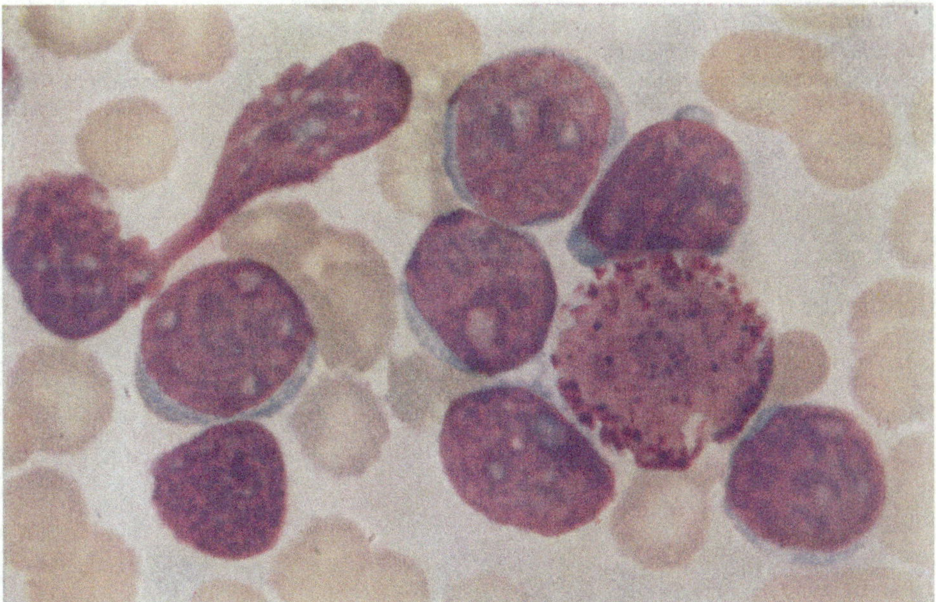

Abbildung 100
Peripheres Blut, *Pappenheim*-Färbung
Unreifzellige Leukose

Abbildung 101
Peripheres Blut, *Pappenheim*-Färbung
Unreifzellige Leukose. Verhältnismäßig kleine Paraleukoblasten mit Zytoplasmaausstülpungen. Vereinzelt enthalten die Zellen feine Granulation. Viele „nacktkernige" Zellen fast ohne sichtbares Zytoplasma.

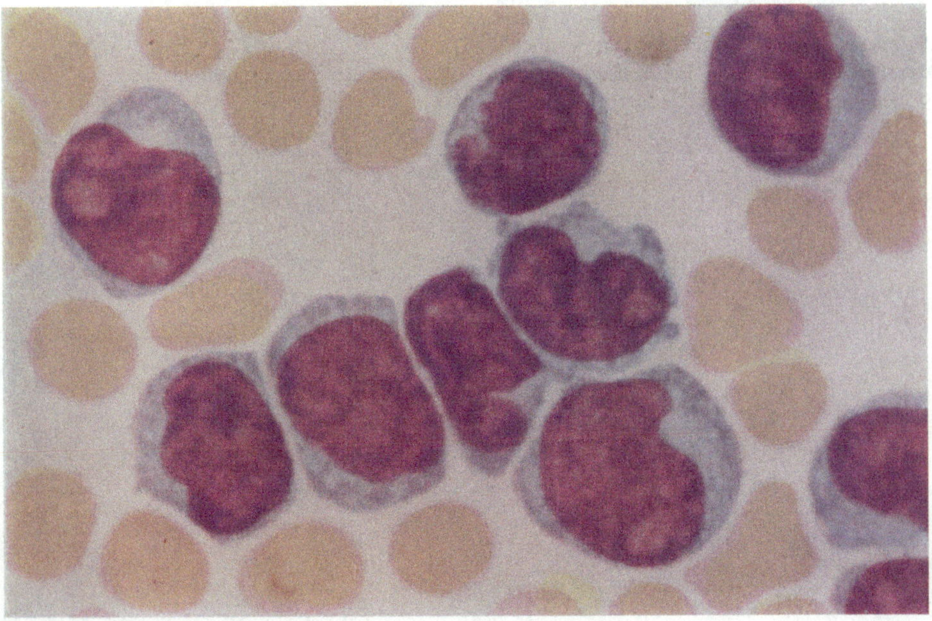

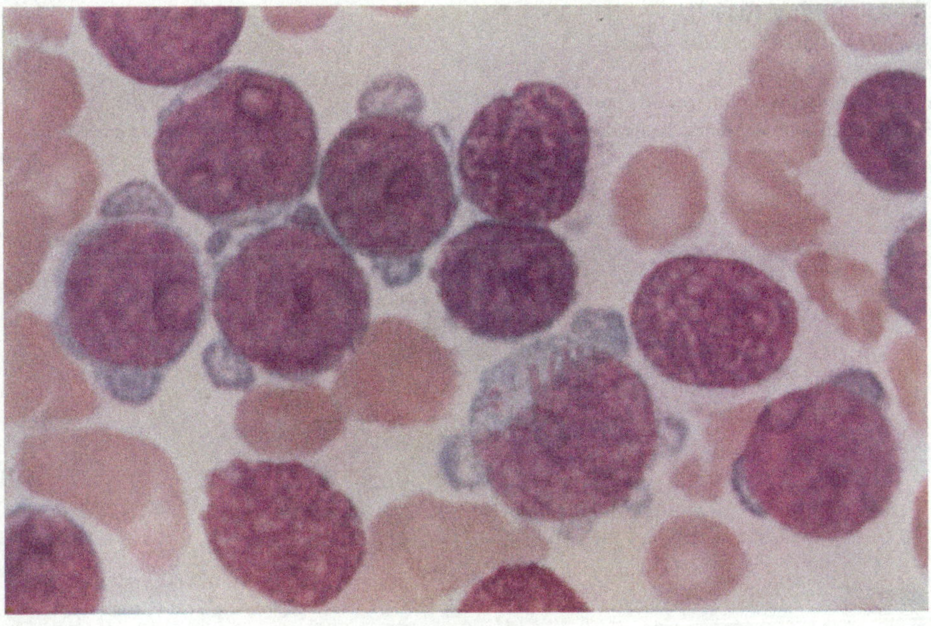

Abbildung 102

Peripheres Blut, *Pappenheim*-Färbung

Unreifzellige Leukose. Promyelozytoide Zellen ohne weitere Ausreifungstendenz. Links unten: Neutrophiler Myelozyt.

Abbildung 104a, b

Peripheres Blut, *Pappenheim*-Färbung

Unreifzellige Leukose

a) Im Zytoplasma dichtliegende *Auer*-Stäbchen.

b) Mitose (Anaphase) eines Paraleukoblasten, der *Auer*-Stäbchen, jedoch keine Granula enthält.

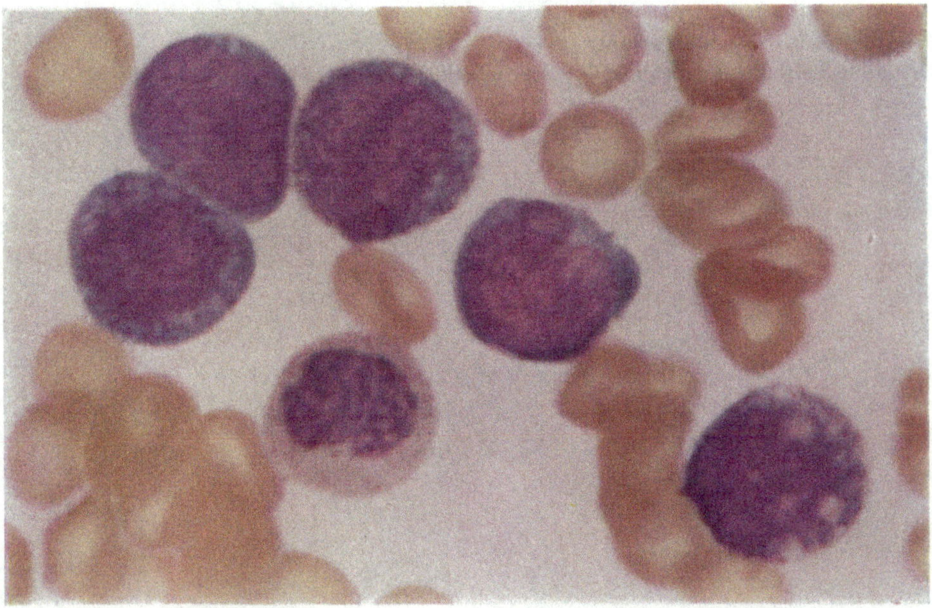

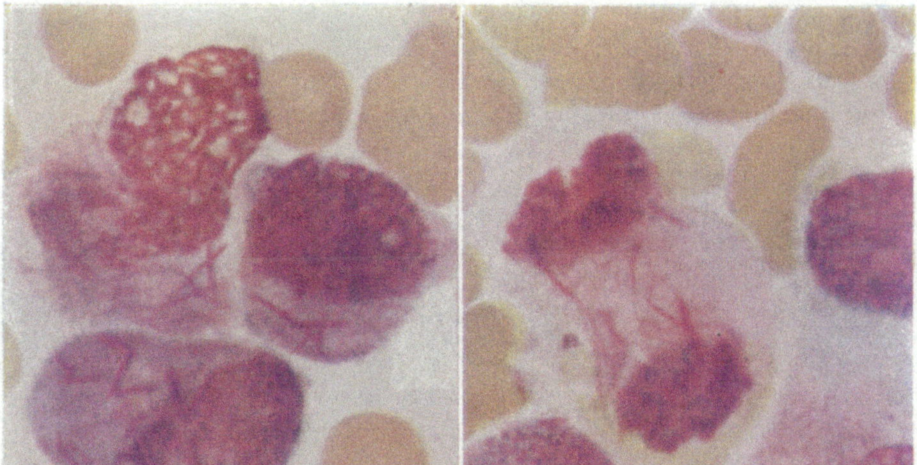

Abbildung 109 a–c
Peripheres Blut, *Pappenheim*-Färbung
Basophile Stab- und Segmentkernige mit wechselnd stark ausgewaschener Granulation.

Abbildung 113a–c
Peripheres Blut, *Pappenheim*-Färbung
Eosinophile Segmentkernige
a) Obere Zelle: Riesenform, c) Kern mit Kernanhang („drumstick").

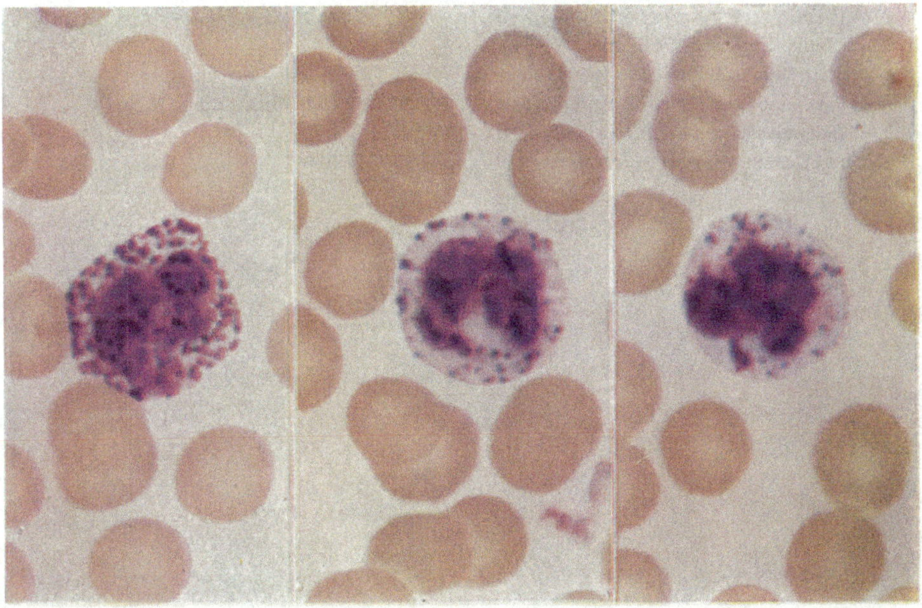

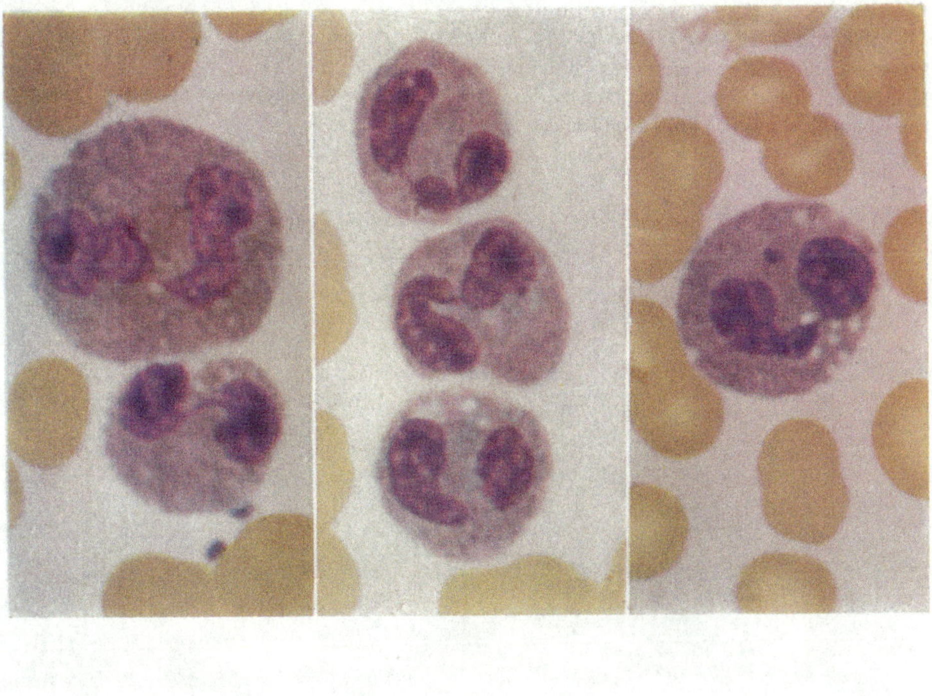

Abbildung 119 a–c
Peripheres Blut, *Pappenheim*-Färbung
Lymphozyten verschiedener Reifestufen
a) Oben: Lymphoblast; unten: Lymphozyt mit zahlreichen azurophilen Granula.
b) Oben: Lymphoblast; unten: Doppelkerniger Lymphozyt.
c) 3 kleine Lymphozyten und 1 Lymphoblast mit 3 Kernkörperchen.

Abbildung 124 a–d
Peripheres Blut, Nativpräparat (Phasenkontrastoptik)
Lymphozyt in Bewegung. Aufnahmeserie mit Intervallen von 60 Sekunden, Exposition 1 Sekunde. Bewegungsrichtung von links nach rechts.

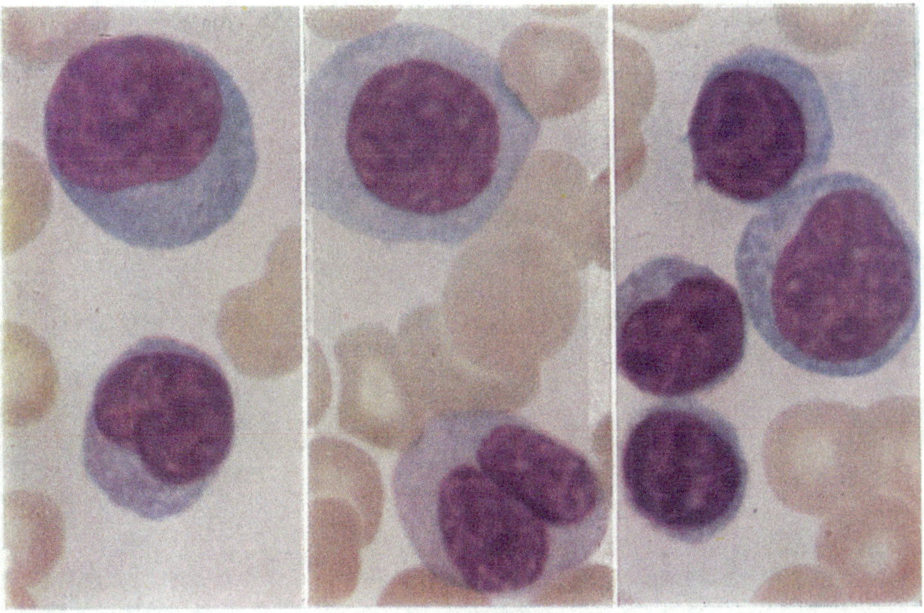

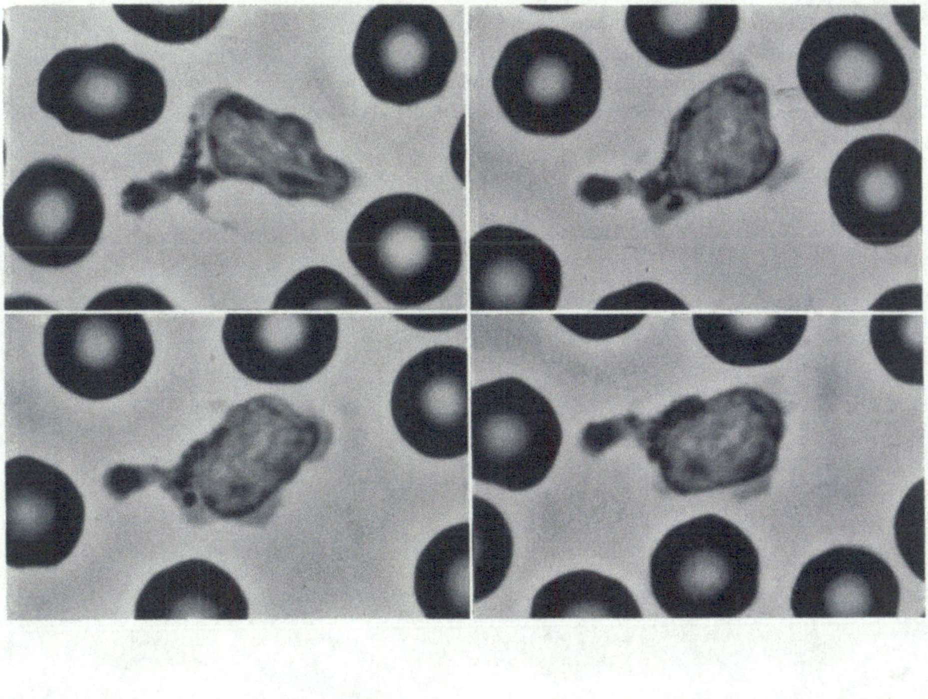

Abbildung 129 a, b

Peripheres Blut, *Pappenheim*-Färbung

Mononucleosis infectiosa. Große Lymphoidzellen mit basophilem, feinvakuoligem Zytoplasma.

Abbildung 133

Peripheres Blut, *Pappenheim*-Färbung

Chronische Lymphadenose. Im Ausstrich überwiegend ausgereifte Lymphozyten. Am unteren Bildrand sogenannter *Gumprecht*scher Kernschatten, der als zerquetschter Lymphozyt aufzufassen ist.

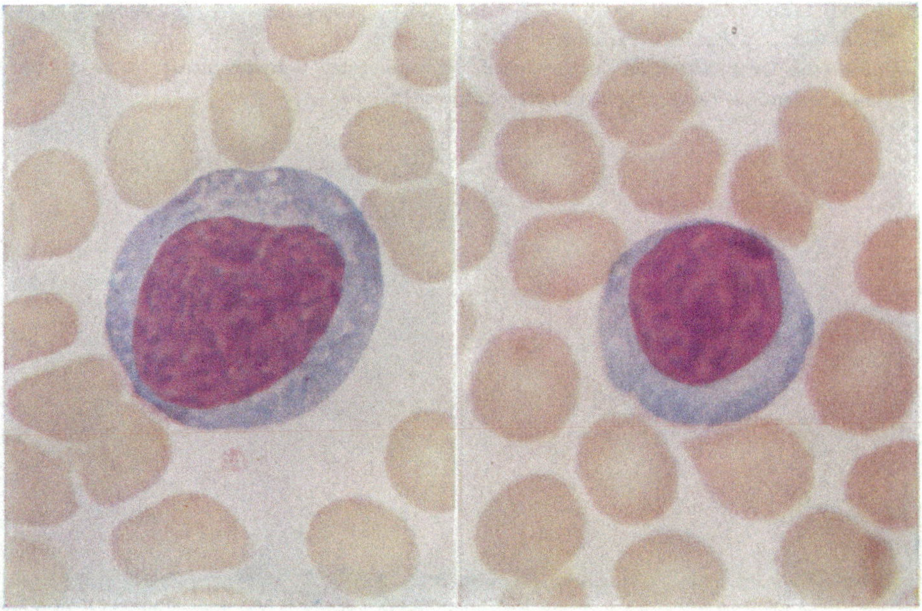

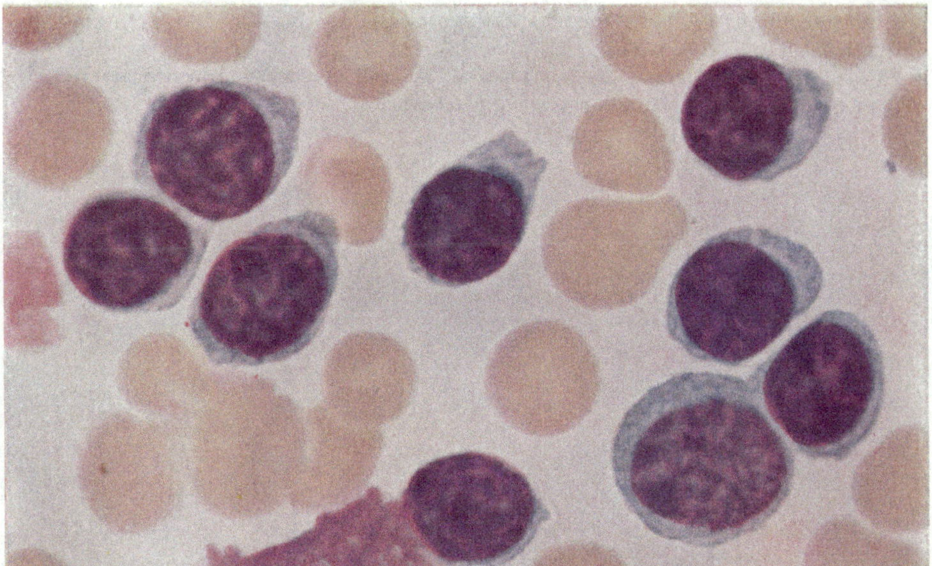

Abbildung 139
Peripheres Blut, *Pappenheim*-Färbung
Chronische Lymphadenose. Neben 3 reifen Lymphozyten 3 Lymphoblasten mit großen, von schmalem Chromatinwall umgebenen Kernkörperchen.

Abbildung 140
Iliakalmark, *Pappenheim*-Färbung
Chronische Lymphadenose. Im Markausstrich dichtgedrängte Menge von Lymphozyten. Andere Blutzellsysteme und das Fettmark sind weitgehend reduziert.

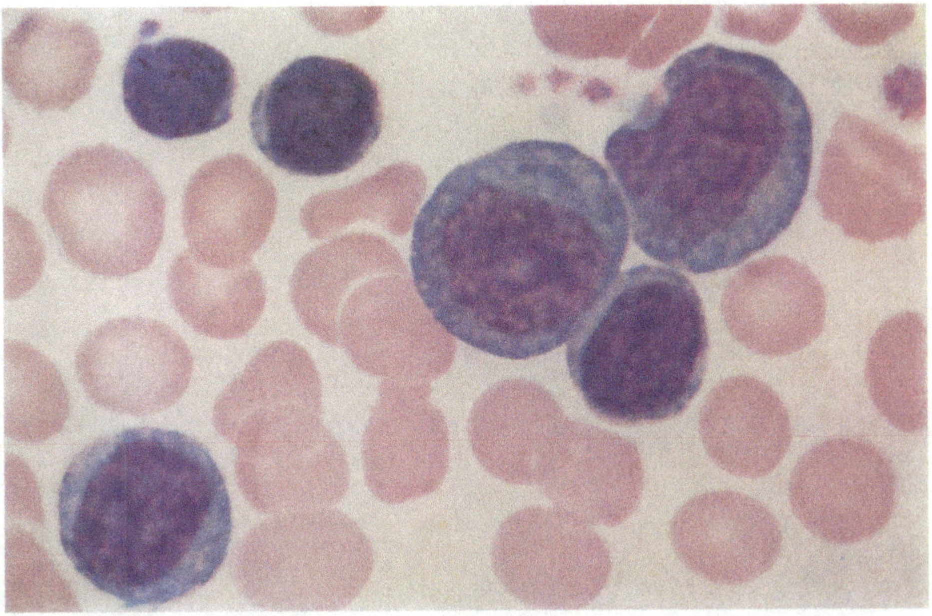

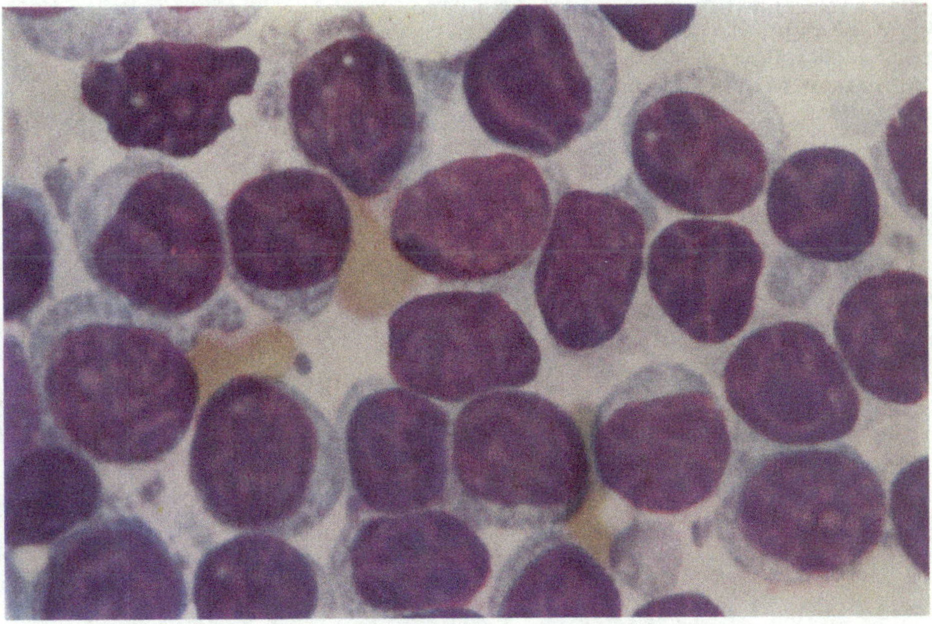

Abbildung 141a–c
Peripheres Blut, *Pappenheim*-Färbung
Monozyten

Abbildung 149a–c
Peripheres Blut, *Pappenheim*-Färbung
Monomakrophagen bei Endocarditis lenta.

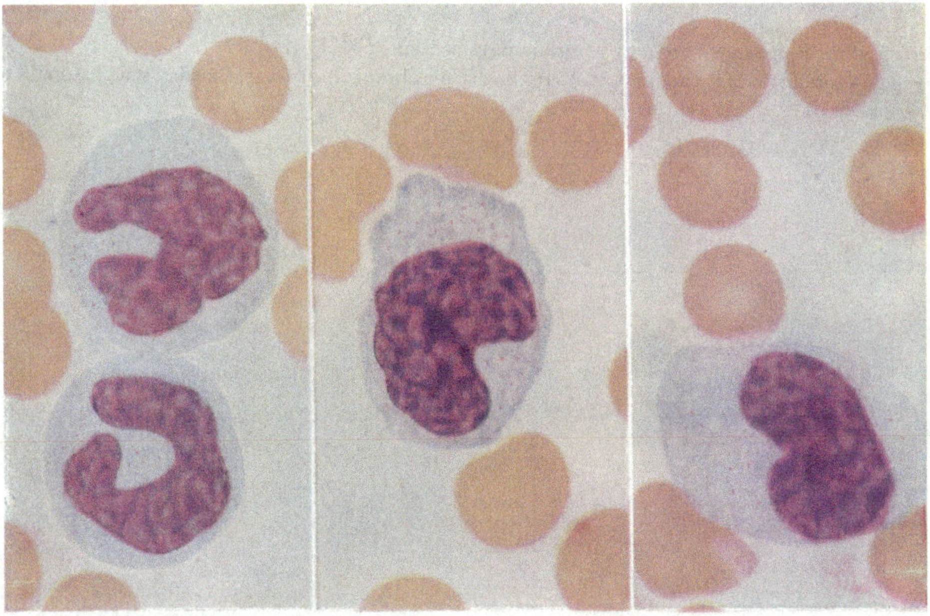

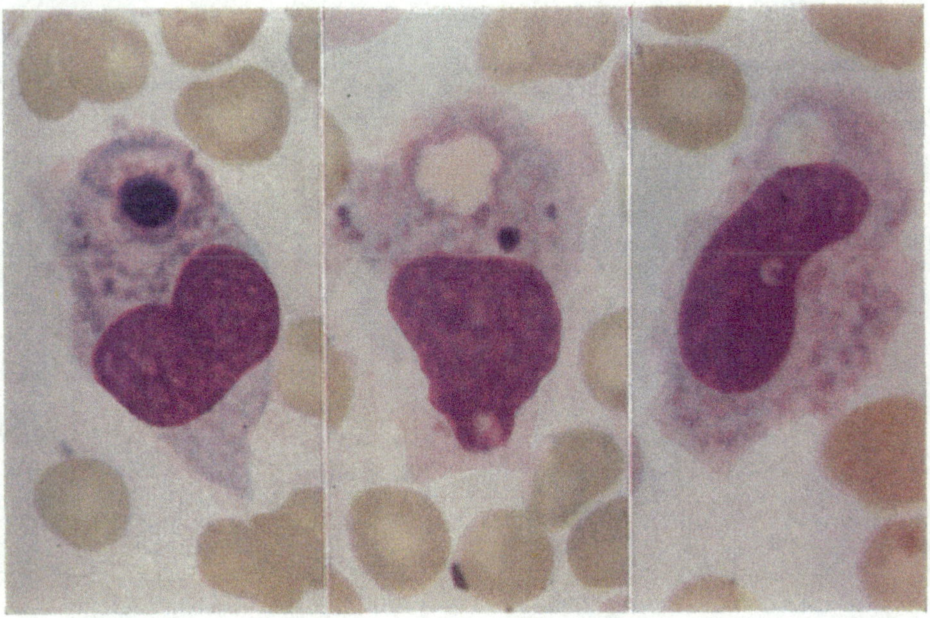

Abbildung 151
Sternalmark, *Pappenheim*-Färbung, Vergrößerungsmaßstab 1500:1
Megakaryoblast. Um einen plumpen Kern mit dichter Chromatinstruktur schmaler, stark basophiler Zytoplasmasaum.

Abbildung 152
Sternalmark, *Pappenheim*-Färbung, Vergrößerungsmaßstab 1500:1
Promegakaryozyt. Die Kernstruktur dieses wenig gelappten Kerns ist dicht, feinmaschig; im Zytoplasma angedeutete Polychromasie.

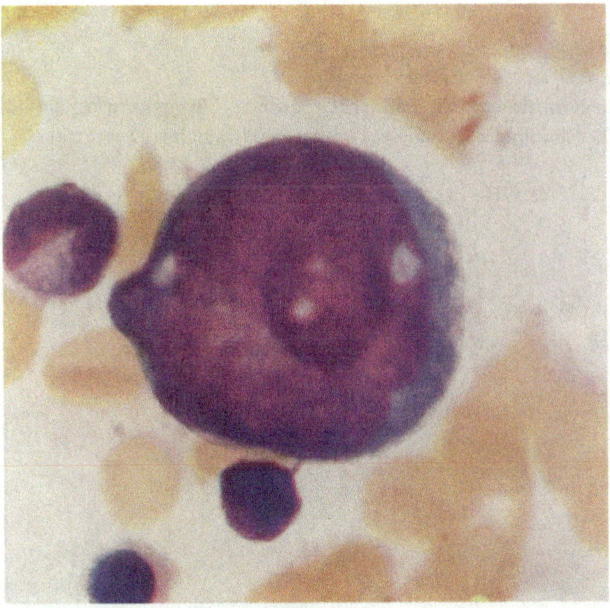

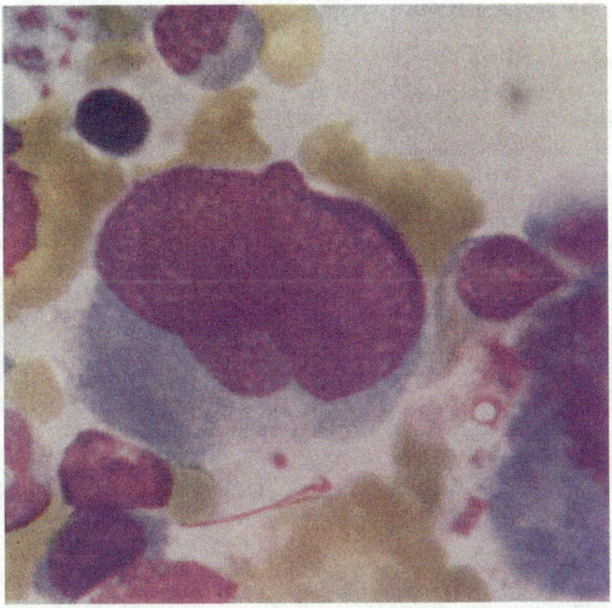

Abbildung 153

Sternalmark, *Pappenheim*-Färbung

Megakaryozytenmitose mit zahlreichen großen Chromosomen, die untereinander verklumpt erscheinen. Das basophile Zytoplasma besitzt bereits auch eine zart rötliche Tönung.

Abbildung 154

Iliakalmark, *Pappenheim*-Färbung

Megakaryozyt, dessen Zytoplasma rötlich-bräunliche Körnelung besitzt und von einem Vakuolenkranz an den Randgebieten umgeben wird; stark gelappter, sehr dichter Kern.

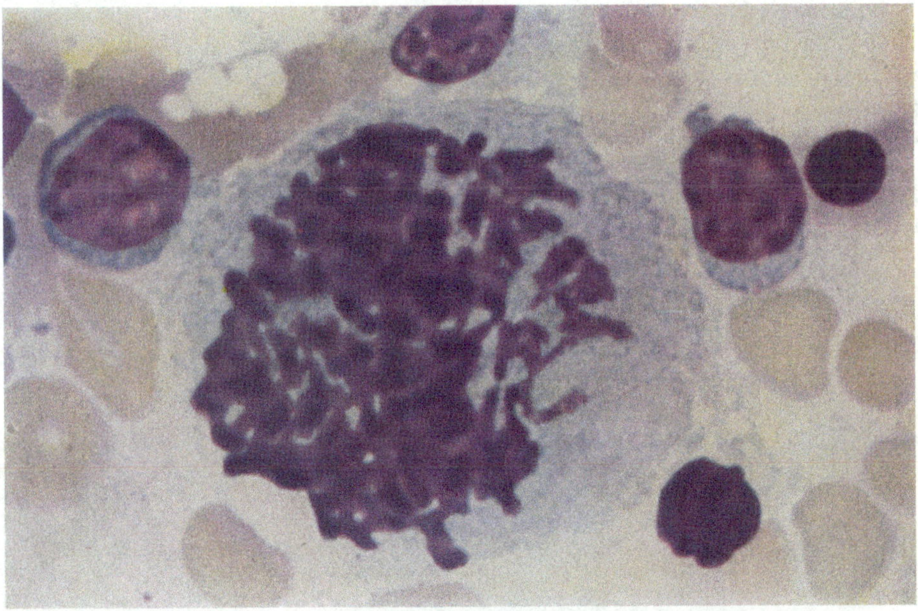

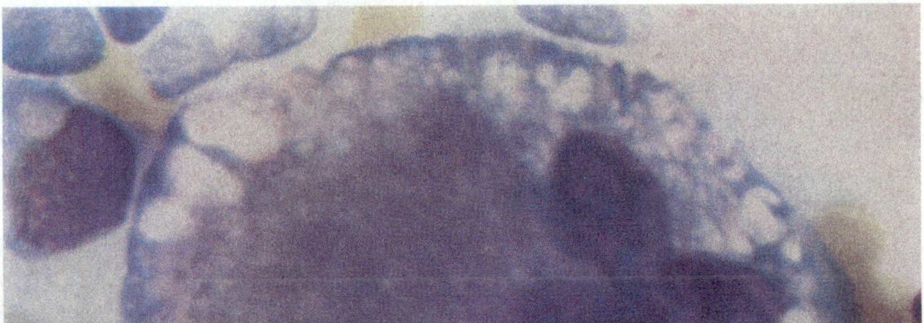

Abbildung 156
Sternalmark, *Pappenheim*-Färbung
Polykaryozyt
Der Kern dieser Zelle ist nicht mehrfach gelappt, sondern besteht aus 8 annähernd gleich großen isolierten Kernen, wie die Beobachtung mit Benutzung der Mikrometerschraube bestätigt. Diese Zelle ist bei den „Polykaryozyten“ bzw. Osteoklasten einzureihen; sie gehört nicht zu den thrombozytenbildenden Megakaryozyten.

Abbildung 162
Sternalmark, *Pappenheim*-Färbung
Vollständiger Zerfall des Megakaryozytenzytoplasmas in Thrombozyten.

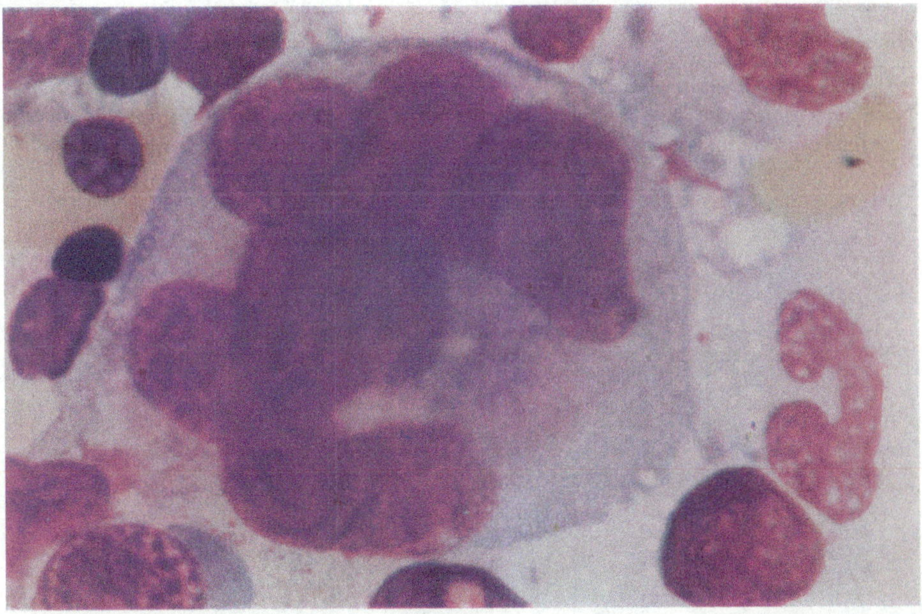

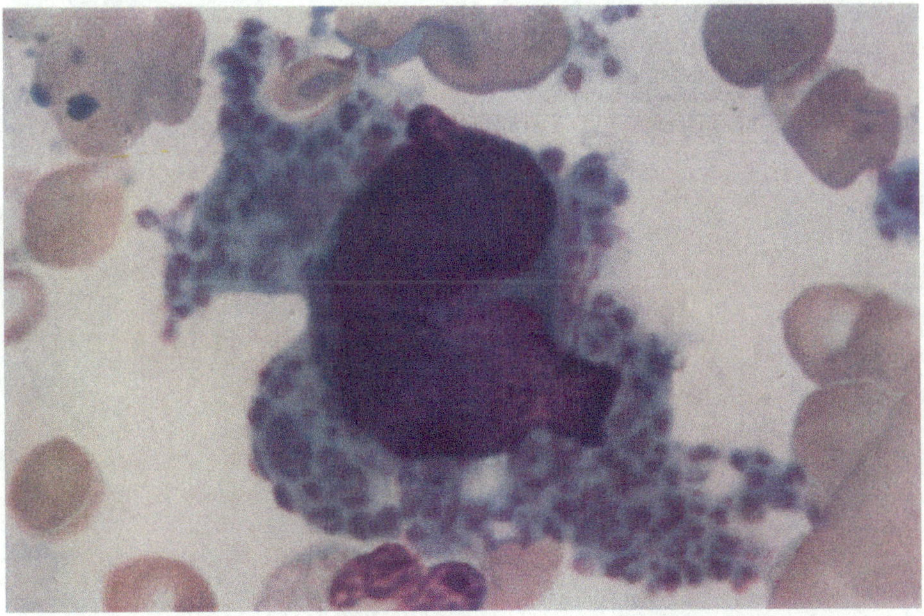

Abbildung 165a, b

Peripheres Blut, *Pappenheim*-Färbung

Normale Thrombozyten. Die Gruppierung der Plättchen tritt möglicherweise erst nach der Blutentnahme bei Anfertigung des Ausstriches auf.

Abbildung 166a, b

Peripheres Blut, *Pappenheim*-Färbung

Thrombozyten besonderer Größe. Varianten der Norm bei einem Gesunden.

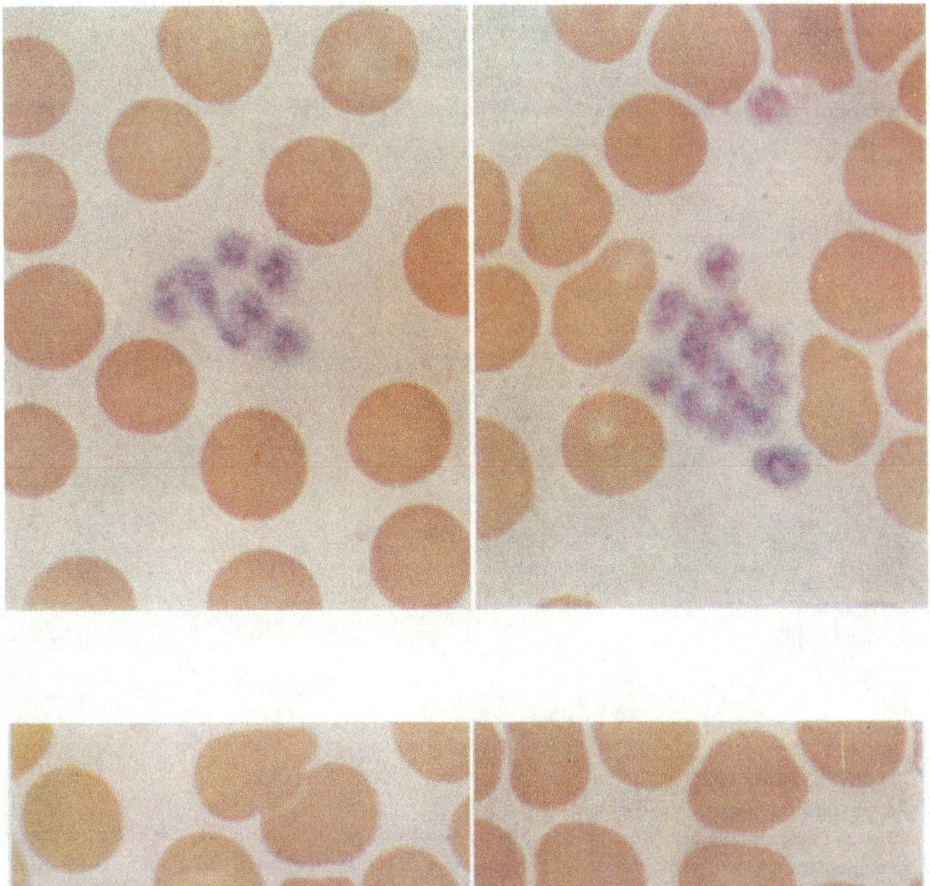

Abbildung 167a, b

Peripheres Blut, *Pappenheim*-Färbung (überfärbt)

Thrombozyten bei Morbus maculosus Werlhof. Isoliert liegende Plättchen mit sehr grobem Granulomer.

Abbildung 168

Peripheres Blut, *Pappenheim*-Färbung

Riesen-Thrombozyt bei Morbus maculosus Werlhof. Sogenannte Stab- oder Keulenform mit sehr dichtem und grobem Granulomer, welches das zartblaue Hyalomer völlig überdeckt.

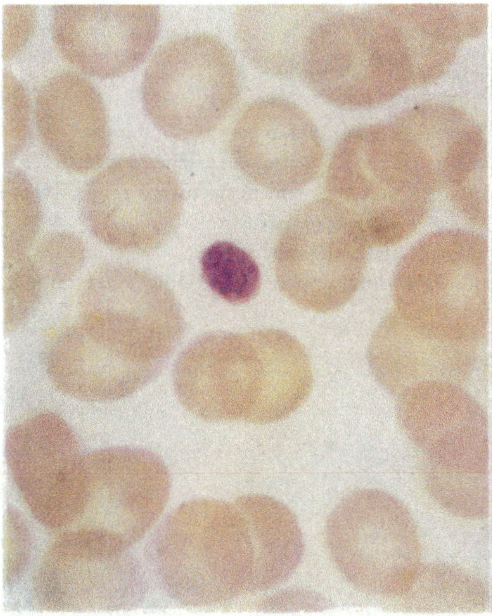
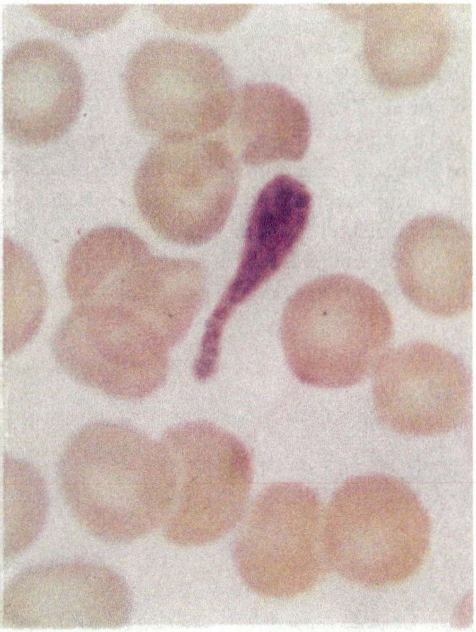
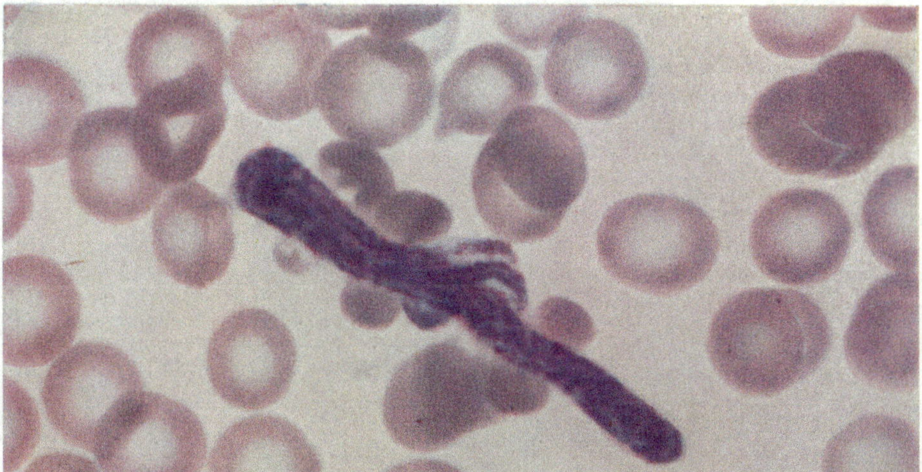

Abbildung 169 a–f

Peripheres Blut eines Gesunden, Nativpräparat (Phasenkontrastoptik)

Normale Thrombozytenformen

a) Thrombozyt mit zart ausgebreitetem Hyalomer und bereits verklumptem Granulomer.

b) Hyalomer kaum mehr nachweisbar. Das Plättchen besitzt ein charakteristisches Bläschen.

c) Thrombozyten mit stark verklumptem Granulomer und kaum mehr nachweisbarem Hyalomer.

d) Sehr dichtes Hyalomer und grobes, um eine Vakuole angeordnetes Granulomer.

e) Sternförmig ausgebreitetes Plättchen; ausgeprägte Haftpseudopodien.

f) Aufschießende, zarte Fibrinfäden von 2 Thrombozyten mit nur noch verklumptem Granulomer.

Abbildung 176 a–c

Sternalmark, *Pappenheim*-Färbung

Reife Plasmazellen unterschiedlicher Zytoplasmafarbtönung und wechselnder -ausbreitung.

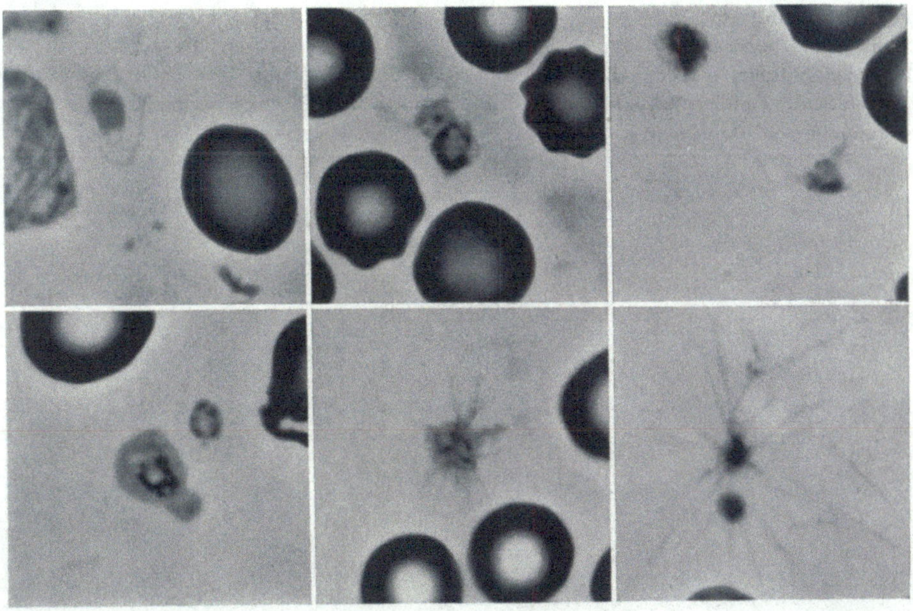

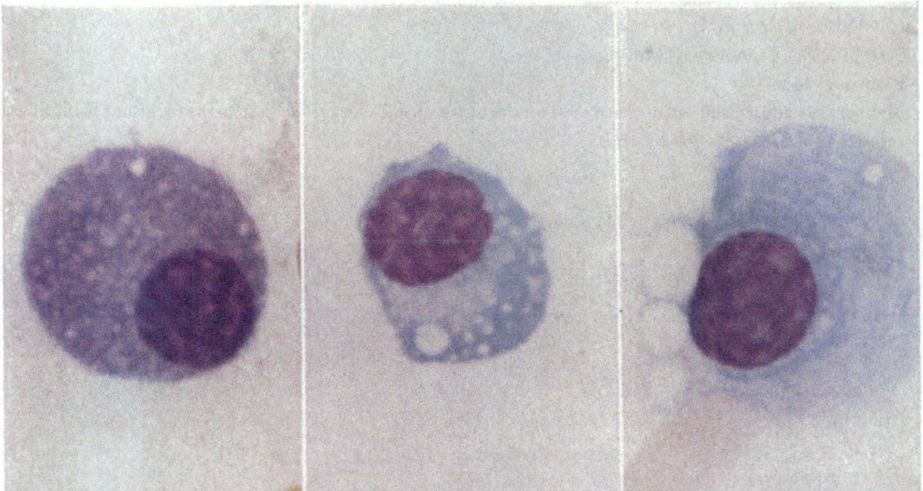

Abbildung 186

Sternalmark, *Pappenheim*-Färbung

Panmyelophthise. In dem sehr zellarmen, „leeren" Mark fast nur Plasmazellen, Stromazellen und Gewebsbasophile. Im Bildausschnitt 2 Plasmazellen und 1 Gewebsbasophiler mit stark verklumpter Granulation.

Abbildung 201

Sternalmark, *Pappenheim*-Färbung

Plasmozytom

Mehrere polymorphe Plasmozytomzellen, darunter eine Zelle mit 4 Kernen. Im rechten Bildteil extrazellulär zahlreiche *Russell*-Körper.

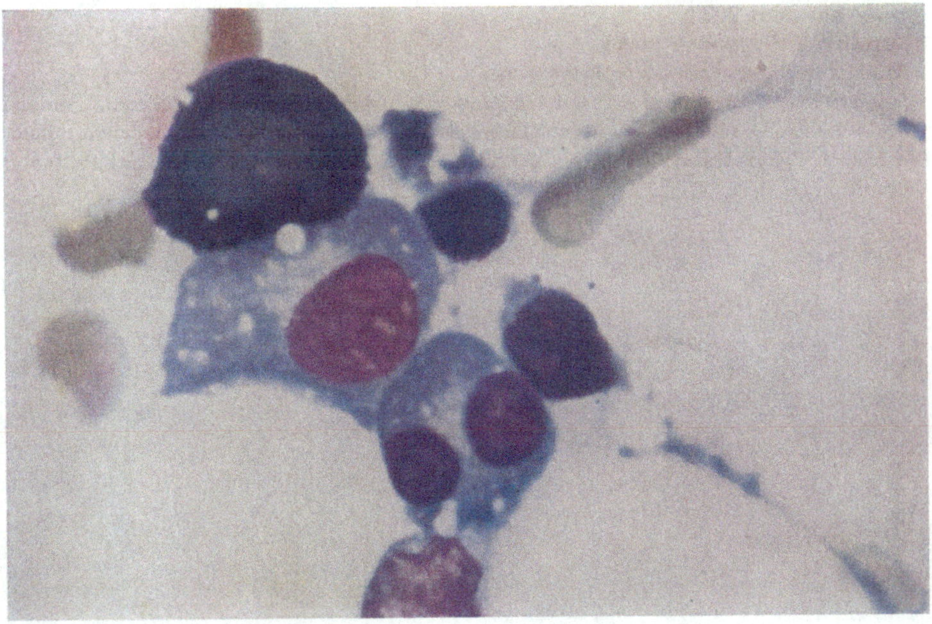

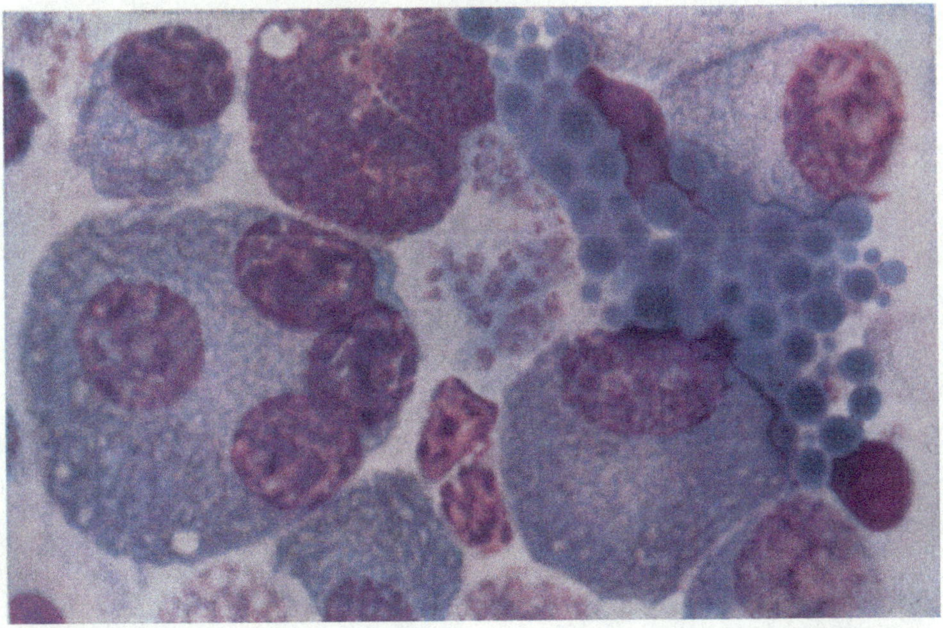

Abbildung 203

Sternalmark, *Pappenheim*-Färbung

Morbus Bechterew mit Markplasmozytose

Mehrere reife Plasmazellen, darunter 1 doppelkernige, mit grobscholligem Zellkern. Anordnung der Zellen um Sinusoidzelle. In diesem Markausstrich 20% Plasmazellen. Die Abbildung wurde aus differentialdiagnostischen Gründen in die Bildreihe von Markausstrichbefunden bei Plasmozytom gestellt.

Abbildung 213

Iliakalmark, *Pappenheim*-Färbung

Oben: **Sinusoidzelle.**

Unten: Plasmazelle.

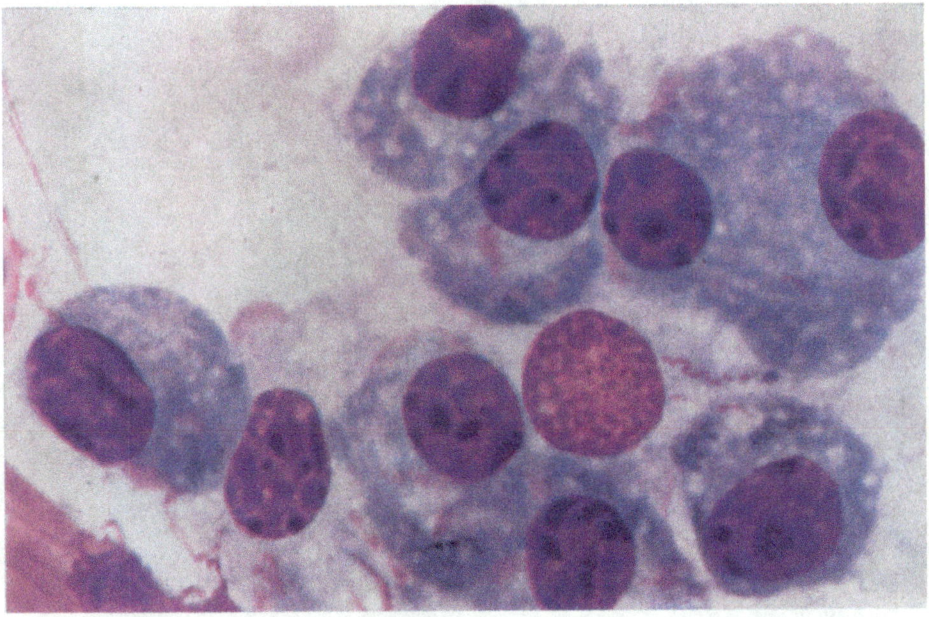

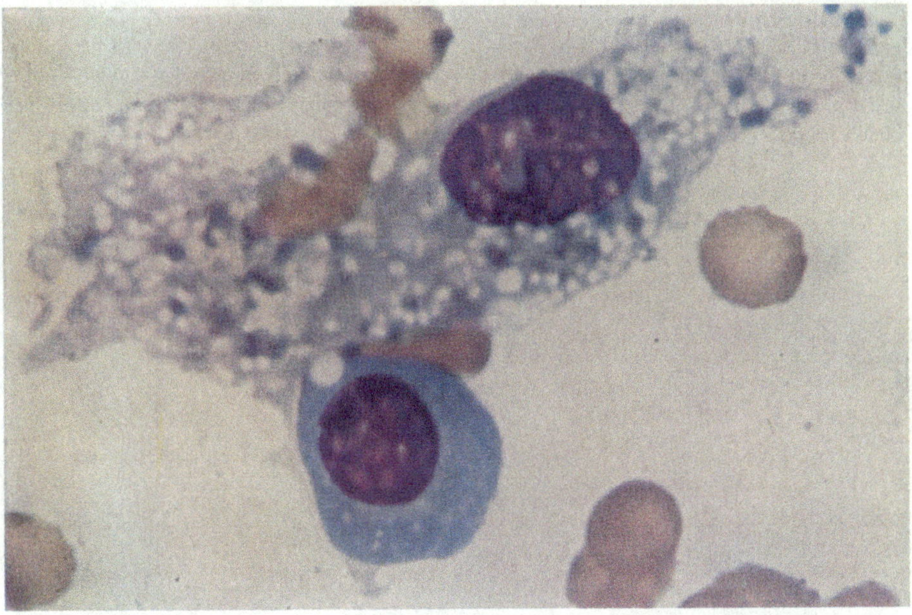

Abbildung 215a, b
Sternalmark, *Pappenheim*-Färbung
Fettzellen.

Abbildung 217a–c
Sternalmark, *Pappenheim*-Färbung
Gewebsbasophile. Die sehr dichte Granulation verdeckt fast vollkommen den runden Zellkern. Die 10 gleich großen Vakuolen, die perlenkettenartig um den Kern (Abb. 217a) angeordneten Vakuolen, entsprechen phasenpositiven Granula, die durch Fixierung herausgelöst werden.

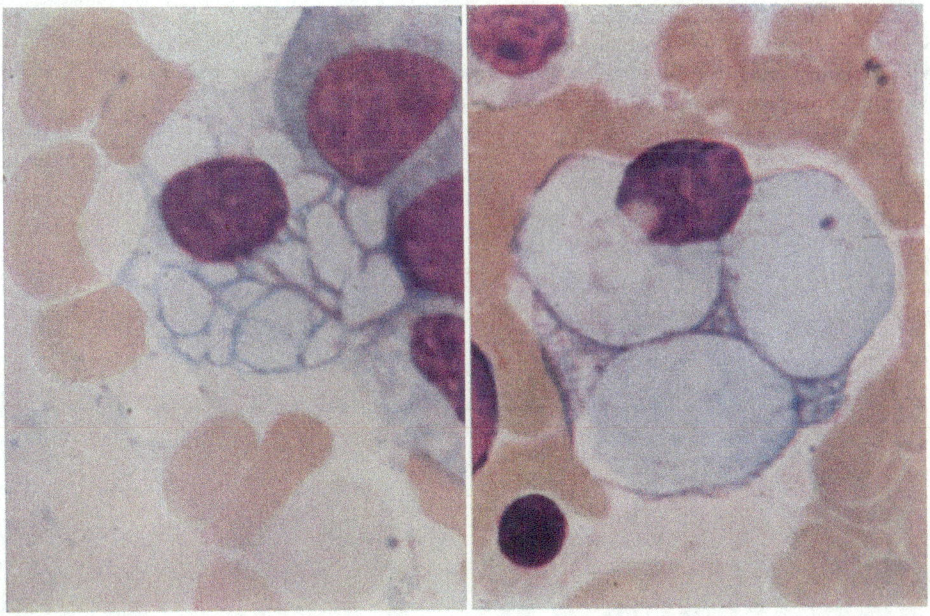

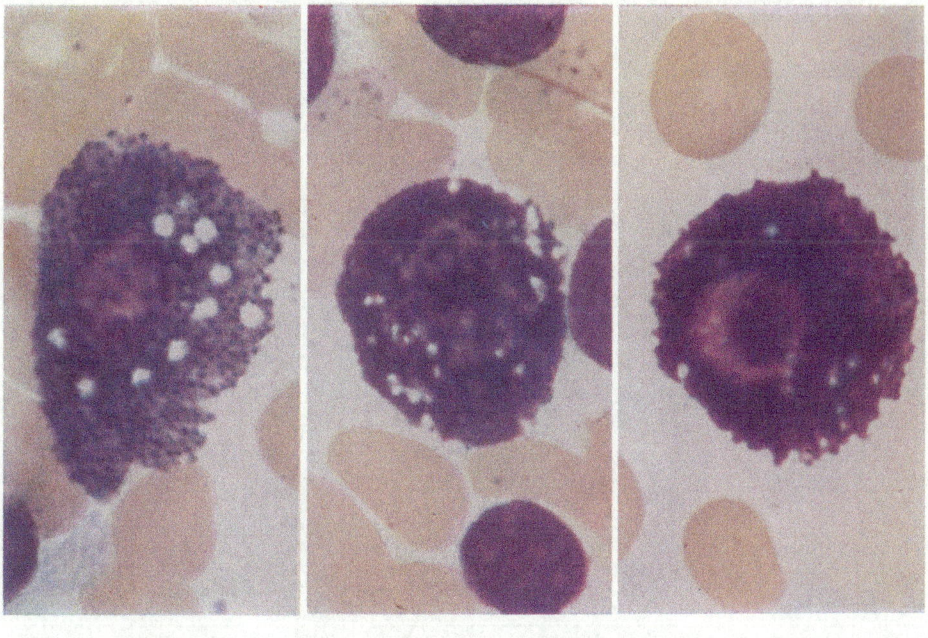

Abbildung 223
Sternalmark, Nativpräparat (Phasenkontrastoptik)
Aufzweigung einer Kapillare mit walzenförmig verformtem Erythrozyten in ihrem Lumen. Beachte die hellen, dichtliegenden Kerne der Gefäßzellen.

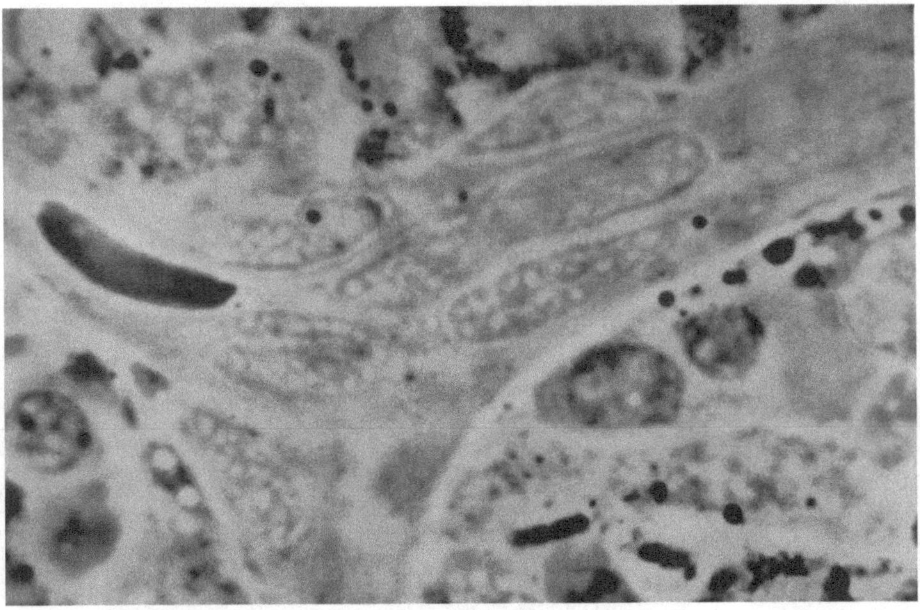

Berichtigungszettel

Seite 8, Bildlegende 13a, b,

2. Zeile, muß heißen:

. . . Retikulozytose von 200 ‰

FSC
www.fsc.org
MIX
Papier | Fördert
gute Waldnutzung
FSC® C083411

Kolibri 360 GmbH
Ferdinand-Jühlke-Straße 7
99095 Erfurt, Deutschland
produktsicherheit@kolibri360.de